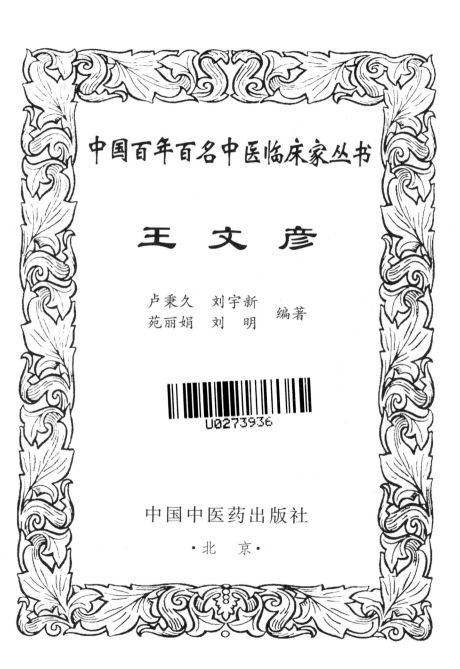

中国百年百名中医临床家丛书

王 文 彦

卢秉久　刘宇新
苑丽娟　刘　明　编著

U0273936

中国中医药出版社

·北 京·

图书在版编目（CIP）数据

王文彦/卢秉久等编著. -- 北京：中国中医药出版社，2004.5（2024.7 重印）

（中国百年百名中医临床家丛书）

ISBN 978 – 7 – 80156 – 559 – 4

Ⅰ. ①王… Ⅱ. ①卢… Ⅲ. ①中医学临床 – 经验 – 中国 – 现代 Ⅳ. ①R249.7

中国版本图书馆 CIP 数据核字（2004）第 025954 号

中国中医药出版社出版

北京经济技术开发区科创十三街 31 号院二区 8 号楼
邮政编码 100176
传真 010 – 64405721
廊坊市佳艺印务有限公司印刷
各地新华书店经销

开本 850×1168 1/32 印张 7.375 字数 166 千字
2004 年 5 月第 1 版 2024 年 7 月第 2 次印刷
书号 ISBN 978 – 7 – 80156 – 559 – 4

定价 29.00 元
网址 www.cptcm.com

服务热线 010 – 64405510
购书热线 010 – 89535836
维权打假 010 – 64405753

微信服务号 zgzyycbs
微商城网址 https://kdt.im/LIdUGr
官方微博 http://e.weibo.com/cptcm
天猫旗舰店网址 https://zgzyycbs.tmall.com

出版者的话

祖国医学源远流长。昔岐黄、神农，医之源始；汉仲景、华佗，医之圣也。在祖国医学发展的长河中，临床名家辈出，促进了祖国医学的迅猛发展。中国中医药出版社为贯彻卫生部和国家中医药管理局关于继承发扬祖国医药学，继承不泥古、发扬不离宗的精神，在完成了《明清名医全书大成》出版的基础上，又策划了《中国百年百名中医临床家丛书》，以期反映近现代即20世纪，特别是新中国成立50年来中医药发展的历程。我们邀请卫生部张文康部长做本套丛书的主编，卫生部副部长兼国家中医药管理局局长佘靖同志、国家中医药管理局副局长李振吉同志任副主编，他们都欣然同意，并亲自组织几百名中医药专家进行整理。经过几年的艰苦努力，终于在21世纪初正式问世。

顾名思义，《中国百年百名中医临床家丛书》就是要总结在过去的100年历史中，为中医药事业做出过巨大贡献、受到广大群众爱戴的中医临床工作者的丰富经验，把他们的事业发扬光大，让他们优秀的医疗经验代代相传。百年轮回，世纪更替，今天，我们又一次站在世纪之巅，回顾历史，总结经验，为的是更好地发展，更快地创新，使中医药学这座伟大的宝库永远取之不尽、用之不竭，更好地服务于人类，服务于未来。

本套丛书第一批计划出版140种左右，所选医家均系在中医临床方面取得卓越成就，在全国享有崇高威望且具有较高学术造诣的中医临床大家，包括内、外、妇、儿、骨伤、针灸科等各科的代表人物。

本套丛书以每位医家独立成册，每册按医家小传、专病论治、诊余漫话、年谱四部分进行编写。其中，医家小传简要介绍医家的生平及成才之路；专病论治意在以病统论、以论统案、以案统话，即将与某病相关的精彩医论、医案、医话加以系统整理，便于临床学习与借鉴；诊余漫话则系读书体会、札记，也可以是习医心得，等等；年谱部分则反映了名医一生中的重大事件或转折点。

本套丛书有两个特点是值得一提的：其一是文前部分，我们尽最大可能地收集了医家的照片，包括一些珍贵的生活照、诊疗照，以及医家手迹、名家题字等，这些材料具有极高的文献价值，是历史的真实反映；其二，本套丛书始终强调，必须把笔墨的重点放在医家最擅长治疗的病种上面，而且要大篇幅详细介绍，把医家在用药、用方上的特点予以详尽淋漓地展示，务求写出临床真正有效的内容，也就是说，不是医家擅长的病种大可不写，而且要写出"干货"来，不要让人感觉什么都能治，什么都治不好。

有了以上两大特点，我们相信，《中国百年百名中医临床家丛书》会受到广大中医工作者的青睐，更会对中医事业的发展起到巨大的推动作用。同时，通过对百余位中医临床医家经验的总结，也使近百年中医药学的发展历程清晰地展现在人们面前，因此，本套丛书不仅具有较高的临床参考价值和学术价值，同时还具有前所未有的文献价值，这也是我们组织编写这套丛书的初衷所在。

中国中医药出版社

2000 年 10 月 28 日

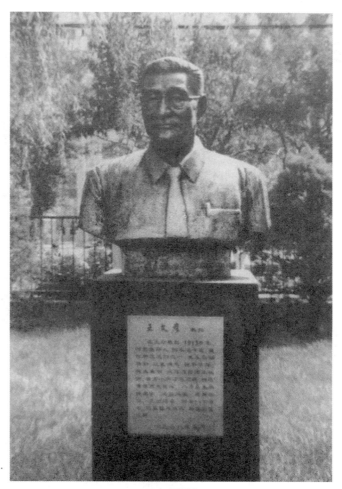

王文彦雕塑

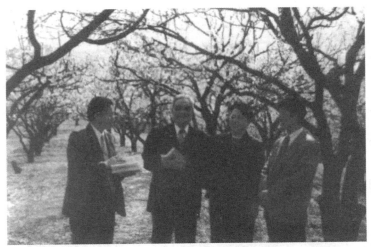

杏林传艺

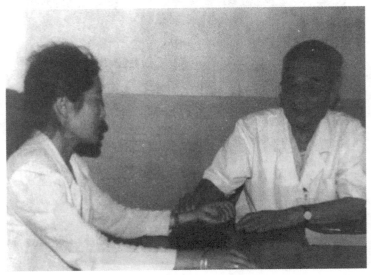

指定乾坤

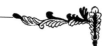

目　　录

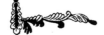

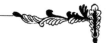

医家小传

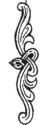

　　在辽宁中医学院附属医院，有一位被患者称为"妙手神医"的老大夫，他就是年近九旬的王文彦教授。在王老的专家门诊室里，总是患者盈门，络绎不绝。有的从外省市不远千里慕名而来；有的头天下午就排队挂号，为的是能看上王老的门诊。

　　患者为什么这样欢迎和爱戴王老？这位妙手神医究竟神在何处？

　　首先，王老"神"在诊断上。由于王老博览古今医书，学识渊博，经验丰富，所以对一些内科疑难病洞若观火、胸有成竹。锦州市一位患者患无名高热，虽经多方治疗，仍持续不退，请王老会诊。王老认为该病系湿热交蒸所致，以甘露消毒丹为主加玳瑁以利湿化浊、清热解毒，服用 3 剂，热势即退，继服 3 剂而痊愈。

　　省委一位领导，患慢性胃病，几十年不能吃水果和生

冷食物，稍感风寒就腹痛腹泻，多方求治不见效果。王老诊断后认为脾胃虚寒是根本病机，投以大、小建中汤调理，温补脾胃；加甘松、内金等醒脾消食，服药 1 周，药到病除。

其次，王老之"神"，神在治疗上。对一些久治不愈、疗效不佳的疾病，王老能对症下药，手到病除。

有一位患硬皮病的老大娘，关节疼痛，双下肢皮肤变硬，没有光泽，不能行走。经过几家医院长期治疗，不见效果。王老认为，此病的成因在血脉不通。他对证治疗，既祛湿又活血，仅用 45 剂药，1 个多月时间，老大娘就不用搀扶，自己能走路了。

有一位患者眼黄、尿黄、皮肤黄，白汗衫穿上不到 3 天就变成黄色。来院前经多家医院诊治，由于找不出病因，治疗 2 年不见成效。王老诊断后从清热利小便着手，巧施奇方，仅用 20 剂药，20 多天就痊愈了。

王老从事中医临床、教学、科研 60 余载，对一些内科疑难杂病的治疗有独到之处。比如，消渴病从健脾和胃入手；干燥综合征以滋肾阴、清心火为基础；顽固痹证治以和解少阳；胃扭转施以和胃降逆、理气通腹等。在治疗肝病方面，更是独具匠心，成为我国著名肝病专家。王老打破了传统的疏肝理气之法，主张治肝宜清热解毒、和血化瘀、养肝健脾、行气导滞，也就是要不拘一格，辨证施治。经过 50 多年的反复探讨与实践，如今已形成根据不同病期、不同病情及中医证型，采取不同对策的系列治疗方案。有关部门曾对王老在 1997 年以前诊治的 3000 份留存病历进行分类统计。结果表明，乙肝病毒携带者完全转阴率达 56.8%，部分转阴率达 80%；活动性肝炎缓解率达 92%；

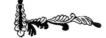

肝硬化腹水临床缓解率达74%，有效率达90%，几乎所有患者门脉高压都不同程度得到改善；脂肪肝临床症状缓解率达96%，有68%的病人血脂和肝脏形态都得到同步恢复。这样的疗效，无论在国内还是在国外都属领先水平，你能说不神？

王老被誉为"妙手神医"，还神在他的处方上。王老从疗效出发，从患者的利益出发，尽量不用有毒的药，不用贵重的药。他经常对自己的徒弟说，到咱这看病的，不都是有钱人，我们要尽量让他们少花钱，治好病。这样的好大夫，老百姓能不夸他"神"吗？

那么，王老之"神"来自何处呢？人们曾用6个字来概括，就是"苦钻，博采，重德"。

苦钻，就是苦苦钻研，永无止境。王老小时候是河北省饶阳县一个农村的孩子。17岁从父学医，起早贪黑，攻读经典及历代名医著作。后来又拜河北名医蔡嘉禾为师，勤学苦读，孜孜以求。在学习与临床实践相结合中，不断总结经验，融会贯通，自成一体。就是在成名之后，也手不释卷，攻读不停。他反复研究古代名医的医案，体验古人的诊断与用药，每当看到病人就诊三四次后还不见明显效果，就立即翻阅有关典籍，进一步探讨印证。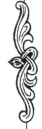

博采，就是虚怀若谷，博采众家之长。元明时期有本不被人重视的医书《医门棒喝》，王老却认真阅读，从中汲取精华，充实自己；他不抱门户之见，努力学习西医，做到中西医结合，相得益彰。他更是抓住每次会诊的机会，虚心向中西医名家高手取经。

重德，就是以德为本，以医济民。王老常说："医生

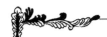

能治病，也能添病；能救人，也能伤人。"所以他不仅用精湛的医术去治病救人，更是用高尚的思想品德和优良的医疗作风来规范自己，对待患者，就是要用"心"去治病。

王老给患者看病，不仅开方下药，还为其调解情志，进行心理治疗；王老给患者开方，不仅注重疗效，还考虑患者精神和经济上的承受能力。一位部队首长请他看病，王老问他，能吃苦药吗？对方风趣地回答："良药苦口利于病嘛"，王老考虑再三，坚持巧而少的原则，只用3味药，历时3个月，就把那位首长的病治好了。

王老钻研医术，完全是从患者的需要出发的。青年时代，他到鞍山坐堂行医，发现当地居民患消化不良和风湿病的很多，就潜心钻研脾胃病和风湿病的诊治，取得突破性的成果。20世纪60年代由于经济困难，肝病患者较多，王老又展开了对肝病的研究。为了取得第一手材料，他不顾亲友反对，经常到其他医院的肝炎病房参加会诊和临床治疗。1996年，王老和他的徒弟们承担了省教委《疏肝软坚颗粒剂治疗肝硬化临床与实验研究》等3项科研项目，尔后，又成立了肝病治疗中心，为肝病患者开辟了一条光明的康复之路。

王老已经90岁了。从1990年开始享受国务院政府特殊津贴，并被人事部、卫生部、国家中医药管理局列为全国500名老中医之一，兼学术经验继承人导师，名字被列入《当代中国名医》《中华名医大辞典》，他撰写发表的教材、论文、专著有几十种，是全国著名老中医专家。几十年来，王老不仅用自己高超的医术为患者诊病，更用一颗火热的心去为患者治病，于是，同样一种药，在别人那里作用平平，

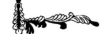

在他手里就效力无穷；同样一个方，在别人那里普普通通，到他手里就威力无比。毋怪乎许多领导和同行盛赞王老："德高艺精，笔下有神"！

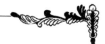

专病论治

肝 硬 化

案一

周某，女，36 岁，工人，初诊日期：1994 年 9 月 17 日。

慢性乙肝 20 余年，近半年反复腹胀，食少纳呆，肝区疼痛，头晕乏力，齿龈出血，小便短少，大便溏，时色黑，面色晦暗，后颈部蜘蛛痣，肝掌阳性。B 超显示：肝硬化，肝脏明显缩小，门静脉增宽，脾大，腹水。肝功能：T 68g/L，A 21g/L，G 47g/L，ALT 62IU/L，AST 48IU/L，BIL 68mmol/L。舌暗红，有瘀斑，少苔，脉沉细。证属肝脾肾俱虚，水湿内

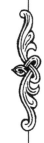

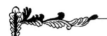

停，气血水互结，阻滞中州，气机受阻所致。急则治标，当疏肝健脾，活血行气利水。

处方：柴胡 15g，丹参 30g，郁金 20g，泽兰 15g，泽泻 20g，木香 20g，焦山楂 30g，楮实子 20g，路路通 15g，茯苓皮 30g，陈皮 15g，姜皮 15g，腹皮 20g，蓼实 20g，文术 15g，荔枝核 20g

7 剂，日 1 剂，水煎分 3 次口服。

二诊：1994 年 9 月 24 日。

腹胀稍减，尿量增加，余症变化不明显，舌暗红，有瘀斑，苔薄白，脉沉细。气机稍畅，腹胀减轻，祛湿之力尚显不足。

上方加杏仁 20g，宣肺气以通调水道，加葶苈子 15g，以增分利水湿之功。

7 剂，日 1 剂，水煎分 3 次口服。

三诊：1994 年 10 月 6 日。

尿量基本正常，腹胀缓解，肝区仍隐痛，饮食量稍增，仍乏力倦怠，便溏，齿龈出血，舌暗红，苔薄白，脉细。水湿已去大半，肝脾肾虚，气血瘀滞未除，治以行气活血、补虚扶正为主。

处方：柴胡 15g，丹参 30g，郁金 20g，木香 20g，焦山楂 30g，泽兰 20g，泽泻 20g，楮实子 20g，枸杞子 20g，蓼实 20g，文术 15g，陈皮 15g，荔枝核 20g，卷柏 15g，三七粉 3g（冲服），黄芪 50g，当归 20g，元胡 20g。

10 剂，日 1 剂，水煎分 3 次口服。

四诊：1994 年 10 月 16 日。

右胁痛明显缓解，乏力稍减，饮食可，大便溏，齿龈出血已止，舌暗红，苔白，脉细。标邪渐去，正虚未固。宗前

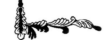

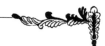

法，以扶正祛瘀。

上方去卷柏。

10 剂，日 1 剂，水煎分 3 次口服。

五诊：1994 年 10 月 26 日。

乏力减轻，肝区偶隐痛，饮食基本正常，大便溏，舌暗红，苔白，脉弦。正气渐复，但瘀血内结未除，治宜侧重活血化瘀。

上方加五灵脂 20g、藕节 20g。

10 剂，日 1 剂，水煎分 3 次口服。

六诊：1994 年 11 月 5 日。

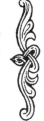

患者乏力、胁痛等症基本缓解，仍易疲劳，饮食正常，大便溏，舌暗红，苔白，脉弦。复查 B 超显示：肝硬化，门静脉高压，腹水已消除。肝功能：T 71.2g/L，A 32g/L，G 39.2g/L，ALT 42IU/L，AST 66IU/L，BIL 46.33mmol/L。病情已趋稳定，正虚瘀结仍未消除。效不更法。

上方去五灵脂、泽泻，加砂仁 10g。

15 剂，日 1 剂，水煎分 3 次口服。

【按语】该患以此方为基础加减治疗半年余，B 超显示肝硬化程度无明显变化，但门静脉压力明显降低，脾脏缩小，肝功能、白蛋白已正常，球蛋白仍稍高，ALT 及 BIL 已正常，临床痊愈。王老治疗肝硬化腹水，很少用峻下逐水药，因本病正虚邪实，扶正固本尚且乏术，怎堪峻猛攻下。常用五皮饮加减，无尿者常加桑白皮、杏仁以通调水道，多能获得水湿尽去、正气渐复的满意效果。

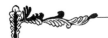

案二

于某，男，48 岁，干部，初诊日期：1994 年 10 月 9 日。

5 年前患慢性再生障碍性贫血，经治疗后病情稳定。半年前开始经常感觉腹胀，右胁隐痛，食少纳呆，乏力倦怠，逐渐加重，时黑便，胸闷，动则心悸气短。曾在某院住院。经查血常规、肝功、乙肝两对半及肝脏 CT 等诊为再生障碍性贫血，乙肝后肝硬化、腹水、上消化道出血，给予输血、止血等对症治疗，病情无明显好转，血红蛋白达到 50g/L 以上时，即出现黑便，胃脘部隐痛，舌暗淡，苔白润，脉细弱。综合四诊，中医证属肝脾肾俱虚，水湿停积中焦，气血水互结胁下，血不循经，溢于胃中所致。治以疏肝健脾补肾、活血止血化瘀。

处方：柴胡 15g，郁金 20g，泽兰 15g，泽泻 20g，木香 15g，焦山楂 20g，焦白术 20g，枸杞 20g，藕节 20g，地榆 20g，白及 20g，酒军 15g，卷柏 20g，蓼实 20g，楮实子 25g，路路通 15g。

7 剂，日 1 剂，水煎分 3 次口服。

二诊：1994 年 10 月 16 日。

胃脘痛减轻，大便色黄，不成形，日 2 次，余症变化不明显，舌暗淡，苔白，脉细弱。患者出血虽止，瘀血未清，脾胃虚弱未复，仍宗前法，酌增养血活血之药。

上方加黄芪 50g、当归 20g。

7 剂，日 1 剂，水煎分 3 次口服。

三诊：1994 年 10 月 23 日。

胃痛缓解，未再出现黑便，体力稍增，仍腹胀，右胁隐

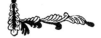

痛，饮食量增，舌暗淡，苔白，脉细弱。出血已止，脾胃渐复，治以疏肝健脾补肾、活血消癥利水。

前方去地榆、卷柏。

加腹皮 20g，茯苓皮 20g，三七粉 3g（冲服），荔枝核 20g，元胡 20g，五灵脂 20g。

10 剂，日 1 剂，水煎分 3 次口服。

四诊：1994 年 11 月 3 日。

右胁痛及腹胀减轻，尿量增加，胸闷及心慌气短减轻，舌暗淡，苔白，脉细弱。病情稳定，但诸虚未复，瘀血未去，仍宗前法。

上方加茜草 20g，以资活血利湿之力。

10 剂，日 1 剂，水煎分 3 次口服。

五诊：1994 年 11 月 14 日。

腹胀缓解，乏力减轻，心慌气短已消失，右胁时隐痛，未再出现黑便，复查血常规血红蛋白 80g/L，B 超显示腹水消失，舌淡红、暗滞，苔白，脉细弱。

上方去腹皮、茯苓皮、路路通。

10 剂，日 1 剂，水煎分 3 次口服。

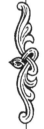

【按语】该患以上方加减连续服用近半年，病情稳定好转，未再出现黑便及腹水，血红蛋白升到108g/L。该患既有乙肝后肝硬化，又合并与此相关的再生障碍性贫血，可谓贫血、出血、瘀血俱重，治疗颇为棘手，王老取仲景祛瘀生新之法而易其药，活血止血并用，健脾补肾、益气养血同施，标本共进，使其瘀血得去，出血得止，气血亏虚渐复，终于挽危候，起沉疴。

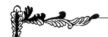

案三

徐某,男,62岁,初诊日期:1996年4月28日。

患者于1年前无诱因出现右胁疼痛,伴恶心,食少纳呆,乏力,倦怠,腹胀,大便干燥,形体渐瘦,曾在某院查B超、CT及肝功能等诊为肝硬化,经对症治疗,效果不明显,近1个月来腹胀加重,尿少(24小时尿量少于800ml),面色晦暗,形体消瘦,腹膨隆,青筋显露,舌暗红,有瘀斑,苔白,脉细。查乙肝:HBsAg +,抗HBe +,抗HBc +。肝功能:ALT 218IU/L,AST 206IU/L,BIL 86mmol/L,ALP 224IU/L,GGT 503IU/L。彩超示:肝脏明显缩小,内部回声粗糙不均,表面不光滑,门静脉增宽,脾大。中医属正虚瘀结、水湿内停所致之鼓胀。治以扶正消瘀、行气利水。

处方:柴胡15g,郁金20g,泽兰20g,蓼实30g,文术15g,炮山甲10g(先煎),酒军15g,楮实子20g,路路通20g,茜草20g,木香20g,焦山楂20g,腹皮20g,茯苓皮20g,姜皮10g,藕节20g,防己20g。

7剂,日1剂,水煎分3次口服。

二诊:1996年5月6日。

右胁仍疼痛,腹胀,尿量稍增,24小时尿量约1000ml,大便稀溏,日2~3次。仍乏力倦怠,食少纳呆,舌暗红,苔白,脉沉细。患者二便渐通,水湿已有去路,但正虚未复,瘀血难除,故治宜加重益气活血,血行则湿亦易除。

上方加黄芪50g,当归20g,桃仁20g,丹参30g。

10剂,日1剂,水煎分3次口服。

三诊:1996年5月17日。

尿量增加,24小时尿量约1500ml,便溏,日2次,腹

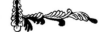

胀减轻，饮食量增，右胁仍隐痛，舌暗红，苔白，脉细。病人水湿渐去，瘀血未通，气机不畅。宗前法，仍以活血益气为主。

上方去茜草、姜皮、茯苓皮。

加郁金20g。

10剂，日1剂，水煎分3次口服。

四诊：1996年5月28日。

右胁痛及腹胀明显减轻，尿量正常，大便溏，日2次，食欲增加，体力明显恢复，舌暗红，苔白，脉细，效不更法。

上方去防己、路路通。

加五灵脂20g。

10剂，日1剂，水煎分3次口服。

五诊：1996年6月8日。

右胁痛及腹胀基本缓解，饮食正常，大便仍溏，日2次，腹部已平软，仍血管显露，腹水征（±），舌暗红，苔白，脉沉细。此湿邪已去大半，气机调畅，瘀血仍未尽除。治宜益气养血、活血消积为主。

处方：柴胡15g，丹参30g，郁金20g，木香20g，焦山楂30g，泽兰20g，泽泻20g，蓼实20g，文术15g，炮山甲10g（先煎），当归20g，黄芪50g，陈皮20g，藕节20g。

10剂，日1剂，水煎分3次口服。

【按语】以此方加减连续服3个月余，病情稳定，腹水未再复发，复查彩超：脾脏明显缩小，门静脉高压亦减轻，肝功能基本恢复正常。临床痊愈。本例为肝硬化（活动期）合并门静脉高压、腹水，中医证属正虚瘀结、水湿内停而致。治宜活血消癥、行气利水，方中运用多味破血消癥之

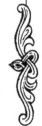

药。或曰：门静脉高压极易出血，过多投以破血化瘀药过于危险，而王老认为：肝硬化、门静脉高压所引起的上消化道出血乃瘀血阻络、血不循经所致，足量运用活血化瘀药，就是要从根本上止血。

案四

许某，女，42岁，干部，初诊日期：1997年3月6日。

患慢性乙肝3年，近半年来经常肝区隐痛，腹胀，食少纳呆，乏力，困倦，夜眠不实，梦多易醒，小便量少而黄，大便溏薄，月经3个月未潮，腰膝酸软，面色萎黄晦暗，腹饱满，脾大、左胁下约5cm，腹水征阳性，舌暗红，苔白，脉弦滑。查彩超示：肝脏明显缩小，内部回声粗糙，欠均匀，门静脉宽1.8cm，脾大。肝功能：ALT 136IU/L，AST 118IU/L，BIL 52mmol/L，ALP 138IU/L，GGT 28IU/L，T 72g/L，A 26IU/L，G 46g/L。乙肝：HBsAg＋，抗HBe＋，抗HBc＋。证属肝气郁结，肝脾肾俱虚，水湿内停，与气血互结中州所致之鼓胀。急则宜治其标，行气活血，利湿除满。

处方：柴胡15g，陈皮15g，郁金15g，广木香20g，焦山楂30g，蓼实20g，文术15g，丹参30g，桃仁15g，腹皮20g，泽兰20g，泽泻20g，川朴15g，元胡20g，坤草20g。

7剂，日1剂，水煎分3次口服。

二诊：1997年3月13日。

腹胀稍减，余症无明显变化，时齿衄，大便仍溏，日2次，舌暗红，苔白，脉弦细。病久瘀血不散，气机难畅，更增活血消癥力度。

上方加酒军10g，炮山甲7.5g（先煎），藕节20g。

7剂，日1剂，水煎分3次口服。

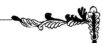

三诊：1997 年 3 月 20 日。

肝区隐痛及腹胀减轻，食欲稍增，小便量增，大便溏，日 3 次，仍乏力倦怠，夜眠欠佳，月事来潮，量少色暗，3 日而净，舌暗红，苔白，脉弦细。三焦已通，气机稍畅，瘀血未去，正气难复。治宜前法，佐以扶正。

上方加黄芪 30g，当归 20g，防己 20g。

10 剂，日 1 剂，水煎分 3 次口服。

四诊：1997 年 3 月 30 日。

肝区隐痛减轻，腹胀明显缓解，饮食量增，小便正常，大便稀溏，日 3 次，仍乏力，腰膝酸软，夜眠欠佳，舌暗红，苔白，脉弦。患者水湿渐去，气机稍畅，瘀血未除，正气未复。治宜行气活血、健脾化湿，佐以补肾。

处方：柴胡 15g，陈皮 15g，广木香 20g，香橼 20g，元胡 20g，丹参 30g，当归 20g，桃仁 20g，酒军 10g，炮山甲 10g（先煎），泽兰 15g，白术 15g，薏苡仁 20g，茯苓 20g，黄芪 30g，枸杞子 20g，黄精 20g。

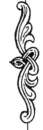

10 剂，日 1 剂，水煎分 3 次口服。

五诊：1997 年 4 月 11 日。肝区隐痛及腹胀缓解，饮食基本正常，大便溏，日 1 次，体力增加，夜眠仍不实，梦多，腰膝酸软，舌暗红，苔白，脉弦。此为气机已畅，瘀血渐除，正气未复之象。治宜增加扶正之品。

上方去酒军、炮山甲，加旱莲草 20g，桑椹 20g，菟丝子 20g，甘松 15g。

10 剂，日 1 剂，水煎分 3 次口服。

六诊：1997 年 4 月 22 日。

患者大便成形，体力增加，仍腰膝酸软，夜眠欠佳，舌淡红，苔白，脉弦。此邪去正虚未复之象。治宗前法，佐以

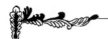

养心安神。

上方加远志 20g，合欢花 15g。

10 剂，日 1 剂，水煎分 3 次口服。

七诊：1997 年 5 月 4 日。

患者自觉症状基本缓解，饮食及二便正常，夜眠梦多，舌淡红，苔白，脉弦。复查肝功：ALT 48IU/L，AST 32IU/L，BIL 18mmol/L，ALP 122IU/L，GGT 142IU/L，T 68g/L，A 36g/L，G 32g/L。彩超示：肝脏缩小，内部回声粗糙不均，门静脉内径 1.4cm，脾大，右肋下 2.0cm，无腹水。病人水湿已除，瘀血尚未尽去。治宜守前法，清余邪，以巩固疗效。

上方去泽兰、薏仁、元胡。

10 剂，日 1 剂，水煎分 3 次口服。

【按语】肝肾同源即精血同源，亦即肝肾在生理上的相互为用和病理上的相互影响。本例患者即为肝病日久，累及肾之阴精不足。然此类病人早期不宜补肾，因为滋腻之品有碍祛邪。故治疗首当治标，行气活血、利湿除满。待湿邪稍减，即加重活血化瘀药力度，其意有二：其一，增加祛湿利水药的力量；其二，活血即为理气，能协同理气药调畅气机。病情稳定后，适量加入滋阴补肾之药，王老说：补肾非一朝一夕可为，须徐图渐进，功在长远，如盲目堆积大量滋腻之品，欲速必不达，故前贤说补肾不如补脾，补脾即能补肾。

案五

李某，男，36 岁，初诊日期：1996 年 4 月 12 日。

患慢性乙肝 8 年，未经系统治疗，平素经常腹胀，肝区不舒。2 个月前因呕血到某院住院，经查肝功及彩超等诊断

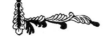

为"乙肝后肝硬化，门静脉高压，上消化道出血"。经对症治疗，因患者拒绝脾切除－门脉分流手术治疗而来诊。查彩超示：肝体积明显缩小，表面凸凹不平，门静脉宽 1.8cm，肝内回声不均，脾大，左肋下 8.4cm。肝功能：ALT 68IU/L，AST 82IU/L，BIL 42mmol/L，ALP 350U/L，GGT 288IU/L，T 72g/L，A 28g/L，G 44g/L。血常规：WBC 3.2×10^9/L，RBC 3.3×10^{12}/L，Hb 98g/L。病人自觉腹胀，右胁不适，食少纳呆，大便时溏，时齿衄，面色萎黄泛青，无黄染，腹饱满，腹壁青筋显露，腹水征阳性，舌暗红，少苔，脉沉细。

综合四诊，证属肝郁脾虚，气滞血阻，气、血、水互结于胁下、中焦所致之鼓胀。治以疏肝健脾、活血行气利湿。

处方：柴胡 15g，丹参 20g，郁金 20g，香附 15g，广木香 15g，白术 15g，云苓 20g，山药 20g，荔枝核 20g，焦山楂 20g，益母草 20g，水红花子 15g，元胡 20g，三七粉 3g（单包冲服），车前子 20g，腹皮 20g。

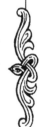

10 剂，日 1 剂，水煎分 3 次口服。

二诊：1996 年 4 月 23 日。

腹胀减轻，肝区时隐痛，饮食量增，大便正常，仍时齿衄，舌暗红，苔薄，脉弦。肝气稍舒，脾气未健，瘀血未通。治宜上方去山药，加红花 10g、党参 20g，以加强健脾活血之力。

10 剂，日 1 剂，水煎分 3 次口服。

三诊：1996 年 5 月 4 日。

腹胀缓解，肝区痛亦仅偶现，饮食、二便正常，仍乏力倦怠，无明显出血倾象，舌质暗红，苔白，脉弦。复查彩超：肝脏形态未变，门静脉宽 1.55cm，脾左肋下 5.8cm，腹水消失。肝功能：T 78g/L，A 36g/L，G 42g/L，余正常。

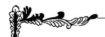

目前患者湿邪已去大半，正气仍未恢复，瘀积未消。治疗重在健脾益气、活血消癥。

处方：柴胡 15g，丹参 30g，郁金 20g，黄芪 50g，当归 20g，白术 20g，泽兰 30g，水红花子 20g，云苓 20g，焦山楂 30g，荔枝核 20g，广木香 15g，文术 15g，炮山甲 7.5g（先煎）。

10 剂，日 1 剂，水煎分 3 次口服。

四诊：1996 年 5 月 15 日。

患者腹胀及肝区疼痛缓解，体力明显增加，饮食正常，大便时溏，偶有齿衄，舌淡红，暗滞，脉弦细。患者湿邪渐尽，正虚渐复，然瘀积日久难消，缓图为宜，且肝病日久，肾阴不足，应兼顾补肾，滋水涵木以善其后。

上方加陈皮 15g，枸杞 20g，黄精 20g，阿胶 20g，紫河车 5g。

6 剂，共研为末，炼蜜为丸，每丸 6g，日 3 次口服。

注：此患以上方坚持服用 1 年半，体力及饮食、二便恢复正常，肝功亦正常，彩超显示：肝脏仍小，门脉内径 1.32cm，脾面积稍大。

【按语】本例患者兼有肝硬化诸多并发症——门静脉高压、上消化道出血、脾功能亢进、腹水等，其病机复杂，临证治疗非常棘手，而王老却能抓中心，持简驭繁。肝硬化的病机中心环节乃肝郁脾虚，其他腹水、积块、出血等，皆由肝郁脾虚发展变化而来。所以，立疏肝健脾之法，兼以活血行气利湿，其药性轻柔和缓而取效快捷，暗含轻以祛实、柔可克刚之意。在病情稳定缓解后，又加入醒脾补肾之品以培元固本，可谓意义深长。

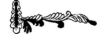

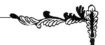

案六

董某，男，58 岁，农民，初诊日期：1979 年 5 月 10 日。

腹胀月余，近 1 周加重，尿少色黄，食少纳呆，乏力倦怠，便溏，面色黧黑，颈部有蜘蛛痣，肝掌，腹胀大，青筋显露，脐突，舌质紫暗少苔，脉弦细数。患者平素嗜酒 30 余年，每日平均 8 两酒。证属湿热积于中焦，日久土壅木郁，气滞血瘀，气、血、水互结中焦胁下所致，目前病人虽兼见阴虚内热之象，但急则治标，仍应以消瘀逐水为主。

处方：丹参 30g，郁金 20g，姜黄 20g，泽兰 30g，泽泻 20g，防己 20g，白茅根 20g，三七粉 6g（冲服），阿胶 10g（烊化），炮山甲 10g（先煎），腹皮 30g，茯苓皮 20g，桑皮 20g，杏仁 25g，葶苈子 15g，生大黄 10g，槟榔 20g，黄芪 50g，五加皮 15g，枳椇子 30g。

6 剂，日 1 剂，水煎分 3 次口服。

嘱其戒酒，高蛋白饮食。

二诊：1979 年 5 月 17 日。

腹胀稍减，尿量增加，24 小时约 2000ml，便溏，日 4～5 次，饮食增加，仍乏力倦怠，舌紫暗，少苔，脉弦细。二便分消，水湿渐去，应顾护脾胃。

上方加白术 20g，苍术 20g。

15 剂，日 1 剂，水煎分 3 次口服。

三诊：1979 年 6 月 3 日。

腹胀明显减轻，尿量 24 小时约 1800ml，便溏，日 2～3 次，饮食基本正常，仍乏力倦怠，腹饱满，青筋隐隐，无脐突，舌质暗红，少苔，脉弦细。水湿渐消，应标本兼顾，疏

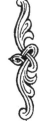

肝健脾，活血消癥，佐以滋补肝肾。

处方：丹参 30g，郁金 20g，泽兰 20g，泽泻 20g，蓼实 20g，文术 15g，荔枝核 20g，元胡 20g，制大黄 10g，白术 20g，焦山楂 30g，三七粉 5g（冲服），阿胶 10g（烊化），枸杞 20g，黄精 20g，青皮 15g，枳椇子 30g。

15 剂，日 1 剂，水煎分 3 次口服。

四诊：1979 年 6 月 20 日。

腹胀基本缓解，便溏，日 1~2 次，尿量正常，乏力明显减轻，腹平软，青筋隐现，腹水征阴性，舌暗红，苔薄，脉弦。病情已趋稳定，治依前法。

上方加炮山甲 20g、地鳖虫 10g。

6 剂，上药共研细末，炼蜜为 9g 丸。

注：上方加减连服 24 剂，每次 1 丸，每日 3 次口服，患者症状消失，已能正常劳作。

【按语】此例为酒精性肝硬化病人，其与肝炎后肝硬化病因虽异，病机及结果却极为相似，故治疗也与之相同，在治疗本病中，王老善用枳椇子。王老说：枳椇子一味，既可解酒毒，又能散瘀血、祛湿毒，是治疗酒精性肝病不可缺少的佳品。在治疗肝硬化腹水时，王老还常加入杏仁、葶苈子等药，意在宣发肺气、通调水道，常可使利水药量半功倍。

案七

赵某，男，46 岁，工人，初诊日期：1997 年 6 月 11 日。

病人 10 年前患急性乙型肝炎，经治后病情稳定，肝功能恢复正常，其后一直未再检查肝功。1 个月前自觉腹胀，乏力倦怠，食少纳呆，便溏尿少，即去某医院就诊，经 B

超、肝功能等检查，诊断为"乙肝后肝硬化、腹水"。收住院治疗，住院20天，先后呕血2次，医生建议手术行脾切除治疗。患者因经济不能承受而转来诊。查：面色黧黑，颈部有蜘蛛痣，双手肝掌，腹膨隆，青筋显露，双下肢浮肿，舌暗红，苔白腻，脉弦细。

综合四诊，证属肝郁脾虚，气滞血阻，水湿内停，气、血、水互结中焦所致。治宜急则治标，兼以扶正，活血消癥，健脾利水。

处方：丹参30g，郁金20g，泽兰30g，泽泻20g，蒌实20g，文术15g，三七粉5g（冲服），阿胶10g（烊化），荔枝核20g，制大黄10g，鳖甲20g，腹皮30g，桑皮20g，茯苓皮20g，杏仁20g，防己20g，葶苈子15g。

6剂，日1剂，水煎分3次服。

二诊：1997年6月18日。

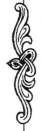

尿量增加，每日约1800ml，腹胀减轻，双下肢浮肿明显消退，仍乏力倦怠，食少纳呆，便溏，日3次，舌暗红，苔白腻，脉弦细。脾虚不复，正气虚衰，应顾护脾胃、扶助正气。

上方加炒白术20g，焦山楂30g，黄芪50g，五加皮10g。

10剂，日1剂，水煎分3次服。

三诊：1997年6月30日。

尿量正常，腹胀缓解，双下肢浮肿尽退，食欲增加，仍乏力倦怠，右胁时隐痛，舌暗红，苔白，脉弦。水湿已消，应以治本为主。治法：疏肝健脾，活血消癥。

处方：丹参30g，郁金20g，香附15g，广木香15g，荔枝核20g，元胡20g，泽兰15g，泽泻20g，蒌实20g，文术

15g，白术 20g，焦山楂 30g，三七粉 5g（冲服），阿胶 10g（烊化），制大黄 15g，鳖甲 20g，防己 25g。

10 剂，日 1 剂，水煎分 3 次服。

四诊：1997 年 7 月 11 日。

仍乏力倦怠，饮食尚可，便溏，日 2 次，右胁时隐痛，无明显腹胀，舌暗红，苔白，脉弦。病情基本稳定，余症宜缓图，治则治法不变。

上方加炮山甲 10g，地鳖虫 10g，三七粉增至 10g。

3 剂，上药共研细末，炼蜜为 9g 丸剂，每次 1 丸，每日 3 次口服。

五诊：1997 年 9 月 24 日。

患者自觉无明显不适，饮食及二便均正常，体力明显增加，舌淡红暗滞，苔白，脉弦。复查肝功能基本正常；B 超示：门静脉内径 1.25cm，脾稍大。肝郁脾虚明显恢复，瘀血仍未尽除，治疗应以活血消癥为主。

上方去广木香、泽泻、防己、阿胶。

加桃仁 20g。

3 剂，上药共研细末，炼蜜为 9g 丸剂，每次 1 丸，每日 3 次口服。

注：该患以上方加减，连服 20 剂，1 年后复查肝功正常，肝脏虽仍小于正常，但表面光滑，门静脉高压及脾大均已恢复正常。

【按语】鼓胀一病最为难治，其难主要在于病情的进展与缓解都非常缓慢，因此，许多患者不能坚持治疗，并且在饮食、生活及精神调节方面不能很好配合。因此，王老说：鼓胀治疗必须医生与患者共同努力才能奏效。在本例患者，经汤剂治疗月余后，病情稳定，为便于患者长期服用，改服丸剂，时经年余，肝功能才恢复正常，且肝、脾两脏形态亦基本恢复。

脂 肪 肝

案一

宁某，男，51 岁，干部，初诊日期：1998 年 2 月 21 日。

自觉右胁胀闷不适，时隐痛，进食后或情志变化时明显，乏力，困倦，食少纳呆，大便稀溏。曾查肝功能，谷丙转氨酶 82 IU/L，甲、乙、丙型肝炎病毒检测均为阴性，血甘油三酯明显升高，B 超显示符合脂肪肝特征。患者形体肥胖，舌质淡红，暗滞，苔白润，脉沉细。综合四诊，属久食肥甘，蕴积中州，生湿化痰，致土壅木郁之证。治宜健脾行气、运湿化痰。

处方：陈皮 15g，半夏 15g，香附 15g，木香 15g，苍术 20g，茯苓 20g，焦山楂 30g，元胡 20g，草决明 20g，灵磁石 20g，泽兰 15g，泽泻 20g，枳壳 15g，甘草 15g。

10 剂，日 1 剂，水煎分 3 次口服。

二诊：1998 年 3 月 1 日。

右胁痛缓解，仍胀闷不舒，乏力倦怠，食量稍增，大便溏，日 2 次，舌淡红，暗滞，苔白，脉沉细。湿邪未去，木气不舒，治宜重用祛湿，兼以活血，取血行湿去之意。

上方加丹参 20g，王不留行 15g，通草 15g，泽兰、泽泻

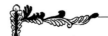

加到各 25g。

10 剂，日 1 剂，水煎分 3 次口服。

三诊：1998 年 3 月 13 日。

胁腹胀满明显减轻，食欲增加，体力稍增，大便溏，日 2 次，舌淡红，苔白，脉沉细。此湿邪渐去，肝气稍舒，气机亦畅，效不易法。

上方去草决明、灵磁石、通草。

10 剂，日 1 剂，水煎分 3 次口服。

四诊：1998 年 3 月 24 日。

胁腹胀闷缓解，乏力倦怠消失，饮食如常，大便溏，日 1 次，舌淡红，苔白，脉沉细。患者湿邪尽去，气机舒畅，脾气未复。宜健脾益气以固本，预防病情反复。

处方：陈皮 15g，半夏 15g，党参 20g，白术 15g，云苓 20g，木香 15g，焦山楂 25g，扁豆 20g，砂仁 15g，泽泻 15g，枳壳 15g。

10 剂，日 1 剂，水煎分 3 次口服。

五诊：1998 年 5 月 11 日。

患者自觉无不适，饮食、二便均正常，舌正，脉平。复查肝功能及血脂诸项指标已正常。嘱其低糖、低脂饮食，戒酒，多进食蔬菜、陈醋及大蒜，以期脂肪肝尽除。

【按语】脂肪肝多因长期进食肥甘厚味，或醇酒所伤，脾胃壅滞，聚湿生痰，土壅木郁而成。其为病，具有脾虚湿停、痰浊阻滞，气滞血瘀，或筋脉失养，或湿郁化热等特点，重者由于气血互结、水湿内停而成积聚、鼓胀等，可谓病机变化、临床表现复杂，临证不可不详察。本例患者病程较短，病情较轻，予以健脾行气、运湿化痰之药，酌加活血化瘀之品，病情即获缓解。王老说：本病治与养各半，饮食

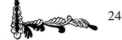

调养和运动锻炼是非常重要的，其中戒除肥甘厚味、醇酒香辣，多摄食新鲜水果蔬菜、陈醋、大蒜等对病情恢复大有益处。

案二

李某，男，46 岁，初诊日期：1997 年 4 月 11 日。

两胁胀满 3 个月，右胁时隐痛，腹胀，乏力，倦怠，食少纳呆，大便溏，夜眠不实，梦多，形体肥胖，舌淡胖，暗滞，苔白，脉沉细无力。查肝功：ALT 68IU/L，AST 46IU/L，胆红素等指标正常，血脂：TG 2.6mmol/L，CHOL 7.8mmol/L；B 超示：脂肪肝。综合四诊，中医证属肝郁脾虚，运化失司，湿邪内停，阻遏气机所致。治以疏肝理气、健脾化湿。

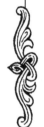

处方：柴胡 15g，丹参 30g，陈皮 15g，木香 20g，焦山楂 30g，苍术 20g，草决明 20g，泽泻 20g，薏苡仁 20g，泽兰 20g，楮实子 20g，路路通 15g，丝瓜络 20g，半夏 10g，大枣 10 枚，元胡 20g。

10 剂，日 1 剂，水煎分 3 次口服。

嘱患者低脂、低糖饮食，多食醋、蒜、青菜等食物，增加体育锻炼。

二诊：1997 年 4 月 22 日。

胁痛腹胀减轻，仍乏力倦怠，夜眠梦多，便溏，日 2 次，进食量增，舌淡红，暗滞，苔白，脉沉细。首方初效，但气虚明显，湿邪未化，宜增益气养血安神之品。

前方加黄芪 30g，以益气化湿，配当归 20g 扶助正气，加远志 20g 以安神。

10 剂，日 1 剂，水煎分 3 次口服。

三诊：1997 年 5 月 4 日。

胁痛腹胀明显缓解，体力增加，食欲良好，夜眠稍安，大便仍溏，日 2 次，便前腹鸣，时痛，便后缓解，舌淡红，苔白润，脉沉细。此湿邪留于肠间，阻碍气机所致，治宜通腹除湿。

前方去草决明、楮实子、路路通、丝瓜络。

加大黄 10g，莱菔子 15g，白芍 20g。

7 剂，日 1 剂，水煎分 3 次口服。

四诊：1997 年 5 月 12 日。

胁腹胀痛缓解，饮食正常，仍便稀溏，而腹痛已解，舌淡红，苔白，脉沉细。此湿邪已去、脾气未健。治宜健脾益气、柔肝和胃。

处方：党参 20g，苍术 20g，茯苓 20g，炙甘草 15g，木香 15g，砂仁 20g，陈皮 20g，荷叶 5g，厚朴 15g，丹参 15g，泽泻 20g，山药 25g，焦山楂 30g。

7 剂，日 1 剂，水煎分 3 次口服。

五诊：1997 年 5 月 20 日。

患者自觉无明显不适，饮食及二便已恢复正常，唯夜眠仍梦多，舌淡红，苔白润，脉沉。复查肝功、血脂均正常，B 超显示脂肪肝已消失。嘱其注意调节生活规律，节制饮食。山楂降脂片 4 片，日 2 次口服，以善其后。

【按语】本例患者既有肝郁气滞血瘀，又具脾虚湿停痰阻，故治疗当兼顾疏肝理气活血、健脾祛湿化痰。王老在治此类疾病中，善用泽泻、山楂，谓泽泻能泻其有余而利水除湿化痰，泽其不足而坚阴补肾，是祛邪而不伤正的妙药；山楂健脾消食化痰，入肝活血化瘀，配合泽泻可谓治疗脂肪肝的良药。王老说：治疗脂肪肝必用活血通络剂，因痰湿阻

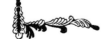

滞，气机壅塞，不活血无以畅气机，不活血湿痰无出路，活血通络药最喜用路路通、丝瓜络、泽兰、丹参等。

案三

宁某，男，52 岁，干部，初诊日期：1998 年 2 月 26 日。

右胁隐痛伴腹胀 2 年。倦怠乏力，食少纳呆，大便溏泻，日 1～2 次，时头晕，双手麻木。曾在某院查彩超及血脂诊断为"高脂血症""脂肪肝"，给予肝得健及东宝肝泰治疗效果不显而来诊。查：形体肥胖，舌淡红，暗滞，苔白稍腻，脉沉细弱。证属肝郁脾虚、痰湿中阻所致。治宜疏肝健脾、利湿化痰。

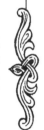

处方：柴胡 15g，陈皮 15g，木香 15g，香附 15g，荔枝核 20g，焦山楂 30g，泽兰 15g，泽泻 20g，川芎 20g，茯苓 20g，苍术 20g，草决明 20g，灵磁石 20g，砂仁 15g，半夏 15g，甘草 10g。

10 剂，日 1 剂水煎服。

二诊：1998 年 3 月 6 日。

腹胀稍减，食欲增加，大便溏，日 2～3 次，手麻及头晕明显好转，肝区仍有不适感，舌淡红，暗滞，苔白，脉滑。此肝气稍舒，腹气已通，痰湿仍未尽去。

前方立意不变，加丹参 30g，以活血养血调肝，加枳壳 15g 以行气疏肝，加白术 15g 以健脾燥湿化痰。

10 剂，日 1 剂水煎服。

三诊：1998 年 3 月 17 日。

右胁隐痛及腹胀基本缓解，双手麻木减轻，大便仍溏，日 1 次，饮食正常，舌淡红，苔白，脉滑。肝气已舒，脾虚

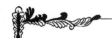

未复。治宜重在健脾化湿。

处方：陈皮 15g，党参 20g，白术 15g，云苓 20g，苍术 20g，木香 15g，焦山楂 30g，荔枝核 20g，半夏 15g，泽兰 15g，泽泻 20g，山药 20g，丹参 30g，川芎 20g。

10 剂，日 1 剂，水煎服。

四诊：1998 年 3 月 28 日。

患者自觉症状完全缓解，饮食及二便恢复正常，复查血脂：TG 1.7mmol/L，CHOL 5.4mmol/L。彩超示：肝脏回声均匀，大小正常，管道系统显示清晰，胆囊及脾脏正常。舌淡红，苔白，脉沉有力。此肝脾调和，痰湿尽去。以上方去泽泻、半夏、荔枝核，继服 10 剂巩固疗效。

【按语】本例除肝郁脾虚、痰湿内停外，尚有气血不足、肝体经脉失养的表现，其治疗当首先疏肝健脾、利湿化痰，待肝气稍舒，痰湿渐去，酌增健脾益气养血、活血通络之药，才能使肝气舒，脾胃健，痰湿去，气血足，其病自愈。

案四

金某，男，42 岁，干部，初诊日期：1996 年 4 月 18 日。

右胁痛半年余，情志波动时明显。进食后腹胀，无明显恶心及厌油感，大便干燥，2～3 日一行，时头晕，乏力倦怠，困倦喜睡，舌质暗红，苔黄腻，脉弦滑。查肝功及甲、乙、丙肝等均正常，彩超示：非均质性脂肪肝。中医证属肝郁气滞血瘀，气机升降失调，痰湿停聚所致。治以行气活血、利湿化痰。

处方：柴胡 15g，陈皮 15g，半夏 15g，丹参 30g，茯苓

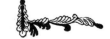

20g，泽兰 30g，泽泻 20g，木香 15g，焦山楂 20g，蓼实 20g，文术 15g，苍术 20g，菖蒲 15g，酒军 10g，黄芪 30g，当归 20g。

10 剂，日 1 剂，水煎分 3 次口服。

二诊：1996 年 4 月 30 日。

右胁仍时隐痛，腹胀减轻，大便通畅，日 1 次，头晕乏力稍减，仍倦怠喜卧，舌暗红，苔黄腻，脉弦滑。腹气已通，气机稍畅，痰湿瘀血未去。治宗前法，加重活血祛湿力度。

上方去菖蒲、半夏。

加元胡 15g，五灵脂 15g，坤草 15g，路路通 10g。

10 剂，日 1 剂，水煎分 3 次口服。

三诊：1996 年 5 月 11 日。

右胁痛缓解，仍轻度乏力，余症消失，饮食、二便正常，舌暗红，苔黄稍腻，脉滑。瘀血不通，痰湿渐去，正气未复，治宜健脾益气、利湿化痰。

处方：陈皮 15g，泽兰 20g，泽泻 20g，苍术 20g，白术 15g，焦山楂 20g，茯苓 20g，黄芪 30g，当归 20g，酒军 10g，文术 10g。

10 剂，日 1 剂，水煎分 3 次口服。

四诊：1996 年 5 月 21 日。

病人自觉症状完全消失，饮食、二便正常，舌淡红，苔薄，脉滑。复查彩超示：肝右叶可见一 1.0cm×1.8cm 低密度灶，其他未见异常，提示为脂肪浸润。前方奏效，依法再进 15 剂，以收全功。

【按语】脂肪肝一病，王老认为总由脾胃虚弱，痰湿内生，蕴聚肝脏而成，而脾虚之由不外饮食不节、嗜酒无度或肝气内伐数端，随证立健脾、疏肝、化痰祛湿之方，配合饮食疗法，每获良效。泽泻、焦楂、草决明、酒军四味，经现代药理研究证明，均能降低血脂，清除肝内脂肪，故王老每于辨证处方中加用，大能提高疗效。王老善于融汇新知可见一斑！

病毒性甲型肝炎

张某，男，55 岁，干部，初诊日期：1990 年 8 月 10 日。

右胁胀痛 1 周，继之出现目睛皮肤黄染，伴发热，恶心呕吐，乏力倦怠，小便黄，大便干燥。曾在某院查肝功：ALT 381IU/L，GOT 125IU/L，总胆红素 128mmol/L，直接胆红素 42mmol/L，间接胆红素 86mmol/L，抗 HAV 阳性，诊断为"急性黄疸型肝炎"，给予静滴萄葡糖、维生素 C、肝必复等药物治疗，身热不退，黄疸逐渐加重，呕吐，不能进食，口渴，喜凉饮，汗出，小便短赤，大便已 7 日未解，舌红绛，苔黄腻，脉弦滑数。证属肝胆湿热，弥漫三焦，兼感暑湿所致。治以清热利湿、活血退黄，佐以祛暑。

处方：茵陈 50g，泽兰 20g，石斛 30g，丹皮 15g，花粉 20g，白芍 20g，赤芍 10g，当归 15g，生石膏 20g，藿香 15g，冬葵子 15g，川连 10g，新雪丹 5g（冲服）。

3 剂，日 1 剂，水煎分 3 次口服。

二诊：1990 年 8 月 13 日。

身热退，呕吐止，能少量进食，已排软便 3 次，右胁痛减轻，黄疸未退，舌红，苔黄腻，脉滑数。病人暑热已退，湿热未清，酌加重清利湿热之力。

前方去生石膏、花粉。

加佩兰 15g，白茅根 30g，功劳叶 15g。

3 剂，日 1 剂，水煎分 3 次口服。

三诊：1990 年 8 月 16 日。

右胁胀痛缓解，仍食少纳呆，乏力，黄疸稍退，尿量增加，色较前变淡，大便溏，舌红，苔黄，脉滑。湿热渐去，肝气稍舒，脾虚未复。治以清利湿热，佐以健脾和胃。

处方：茵陈 30g，川连 5g，连翘 15g，木香 10g，砂仁 10g，赤芍 15g，丹参 20g，当归 20g，茯苓 20g，焦神曲 15g，紫蔻 15g，陈皮 15g，白术 15g。

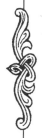

6 剂，日 1 剂，水煎分 3 次口服。

四诊：1990 年 8 月 22 日。

食欲增加，乏力减轻，黄疸尽退，二便正常，舌淡红，苔黄，脉弱。复查肝功能已正常。湿热尽去，脾胃尚弱，治以扶脾和胃为主，巩固疗效。

处方：陈皮 15g，半夏 15g，木香 15g，砂仁 10g，党参 15g，白术 15g，茯苓 15g，紫蔻 15g，连翘 15g，荷叶 5g。

6 剂，日 1 剂水煎服。

【按语】 阳黄本湿热为患，复感暑湿，其湿热益甚；由上者呕吐不能进食，由下者大便不通，小便短赤，汗出而热不解，黄不退，知其湿热弥漫三焦，单纯清利湿热黄必不能退，故加用凉血活血之赤芍、活血利湿之泽兰，使湿邪有出路；而藿香、佩兰配伍新雪丹祛暑之功甚妙。本例处方用药构思新奇，但细究之却切中病机。

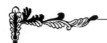

病毒性乙型肝炎

案一

付某，男，45 岁，干部，初诊日期：1996 年 4 月 28 日。

患者平素嗜酒，3 个月前自觉右胁不适，腹胀，乏力，渐出现周身皮肤、黏膜黄染，并进行性加深。恶心，厌油腻，大便溏，日 1~2 次，尿黄，困倦喜卧，发热，T 37.8~38.5℃，无明显畏寒。在某院住院，查乙肝：HBsAg（＋），HBeAg（＋），抗 HBc（－），IgM（＋），抗 HCV（＋），抗 HDV（＋）。肝功能：T 69g/L，A 33g/L，G 46g/L，ALT 1428IU/L，AST 924IU/L，ALP 186IU/L，GGT 244IU/L，BIL 382mmol/L。彩超示：肝脏肿大，内部回声粗糙，欠均匀，门静脉增宽，脾大，左肋下 6.5cm，腹水。静滴甘利欣、小牛胸腺肽、抗乙肝病毒核糖核酸及白蛋白等治疗，病情无明显好转，遂请中医会诊。舌暗红，苔黄腻，脉滑数。证属素体湿热内蕴，复感疫毒，毒热炽盛，熏蒸肝胆所致。治以清热解毒、利湿化浊。

处方：茵陈 50g，栀子 20g，黄芩 20g，川军 15g，公英 30g，木通 15g，双花 30g，白花蛇舌草 50g，重楼 30g，陈皮 20g，木香 20g，腹皮 20g，泽泻 20g，泽兰 30g，砂仁 15g，大枣 12 枚，甘草 30g，香橼 15g。

6 剂，日 1 剂，水煎分 3 次口服。

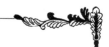

二诊：1996年5月5日。

病人发热已退，黄疸亦明显减轻，仍乏力倦怠，腹胀，食欲稍增，大便溏，日3～4次，舌暗红，苔黄腻，脉弦滑。复查肝功能：T 70g/L，A 25g/L，G 45g/L，ALT 864U/L，AST 498IU/L，ALP 166IU/L，GGT 204IU/L，BIL 169mmol/L。毒热得到遏制，湿邪未去，治疗重在化湿醒脾。

上方去公英、双花。

加苍术20g，白术20g，佩兰叶10g，甘松15g。

6剂，日1剂，水煎分3次口服。

三诊：1996年5月12日。

患者黄疸明显消退，腹胀减轻，食欲增加，仍乏力倦怠，大便溏，日2次，舌淡红，苔黄稍腻，脉弦滑。湿热渐去，脾虚未复。治宜健脾益气、化湿解毒。

上方去重楼、川军、黄芩。

加文术15g，水红花子15g，黄芪30g，当归20g。

10剂，日1剂，水煎分3次口服。

四诊：1996年5月19日。

黄疸消退，腹胀亦明显缓解，乏力减轻，饮食基本正常，大便溏，日1次，舌淡红，暗滞，苔白，脉滑。复查肝功能：T 68g/L，A 30g/L，G 38g/L，ALT 86IU/L，AST 54IU/L，ALP 128IU/L，GGT 160IU/L，BIL 37.5mmol/L。B超示：肝稍大，内部回声粗糙，欠均匀，门静脉不宽，脾大，左肋下1.5cm，无腹水。邪毒未尽，正气仍未恢复，治以扶正为主，以巩固疗效。

处方：柴胡15g，陈皮15g，黄芪30g，当归20g，木香15g，香橼20g，茵陈15g，栀子20g，泽兰30g，水红花子20g，文术15g，白术20g，苍术20g，川芎20g，赤芍20g。

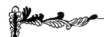

10 剂，日 1 剂，水煎分 3 次口服。

注：以此方加减，配合西药保肝治疗月余，患者自觉症状完全消失，肝功能恢复正常，彩超示：肝不大，回声粗糙，脾面积稍大。至此，病情稳定出院。

【按语】 本例为酒精性肝病合并乙、丙、丁肝三重感染，病情重，病势急。中医认为是宿有湿热内蕴，复感疫毒，邪热积盛，熏蒸肝胆所致。治当以清热解毒、利湿化浊为先，待湿热邪毒渐去，再入健脾益气之品以扶正。本例患者 B 超显示已有肝纤维化征象，故方中加水红花子、文术，旨在阻止其向肝硬化发展，可见王老善于把西医学影像学资料纳入中医四诊中，以指导其辨证用药。

案二

刘某，男，42 岁，工人，初诊日期：1995 年 10 月 6 日。

1982 年体检时发现乙肝 HBsAg 阳性，肝功能：ALT128IU/L，经保肝治疗肝功能恢复正常。近 1 个月来经常感到右胁隐痛，腹胀，食少纳呆，大便溏，日 1 次，乏力倦怠，夜眠不实，梦多，晨起恶心，厌油腻，时有齿衄，舌淡红暗滞，苔白，脉弦。查乙肝两对半：HBsAg（＋），HBeAg（＋），抗 HBc（＋）。肝功能：T、A、G 正常，ALT 369IU/L，AST 206IU/L，BIL 42mmol/L，ALP 128IU/L，GGT 96IU/L。B 超示：肝脏稍大，内部回声粗糙增强，脾面积大。证属肝郁脾虚、气滞血瘀所致。治宜疏肝健脾、行气活血。

处方：柴胡 15g，陈皮 15g，木香 15g，荔枝核 20g，焦山楂 20g，白术 20g，当归 20g，川芎 15g，桃仁 15g，茯苓 20g，炙甘草 15g，元胡 20g，荷叶 5g，麦芽 15g，栀子 15g，

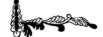

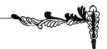

五加皮 15g。

10 剂，日 1 剂，水煎分 3 次口服。

二诊：1995 年 10 月 16 日。

右胁隐痛减轻，仍腹胀，食欲稍增，大便溏，日 1 次，仍乏力，倦怠，夜眠梦多，晨起恶心，时齿衄，舌淡红，苔白，脉弦。气机郁滞不解，瘀血难化，正气亦难恢复。治宗前法，加重理气疏肝药力。

上方去五加皮。

加香附 15g，郁金 20g，佛手 20g。

10 剂，日 1 剂，水煎分 3 次口服。

三诊：1995 年 10 月 26 日。

右胁痛明显减轻，腹胀基本缓解，仍乏力倦怠，饮食可，大便仍溏，日 1 次，夜眠梦多，时齿衄，舌淡红，苔白，脉弦。肝气稍舒，气血渐畅，正气仍未恢复。治以疏肝健脾、益气活血。

处方：柴胡 15g，陈皮 15g，丹参 30g，白术 20g，黄芪 50g，当归 20g，赤芍 15g，香附 15g，川芎 15g，五味子15g，焦山楂 30g，元胡 20g，枸杞 20g，炙甘草 30g，山药 20g。

10 剂，日 1 剂，水煎分 3 次口服。

四诊：1995 年 11 月 5 日。

前症明显缓解，情志波动时仍腹胀，饮食和二便正常，仍轻度乏力，易疲劳，舌淡红，苔白，脉弦。复查乙肝两对半仍为大三阳，肝功：ALT 62IU/L，AST 48IU/L。患者病情渐趋稳定，但脾虚，正气仍未恢复。治法：以健脾益气、养血活血为主，佐以行气。

上方加太子参 20g，菟丝子 20g，麦冬 20g。

10 剂，日 1 剂，水煎分 3 次口服。

五诊：1995 年 11 月 16 日。

患者自觉无明显不适，饮食、睡眠及二便正常，唯活动时仍易疲劳，舌淡红，苔白，脉弱。

上方去山药、赤芍。

10 剂，日 1 剂，水煎分 3 次口服。

六诊：1995 年 11 月 26 日。

病人自觉症状消失，饮食及二便正常，体力亦明显恢复，舌淡红，苔白，脉沉。复查肝功能正常，乙肝两对半：HBsAg（＋），抗 HBc（＋）。彩超示：肝脏大小正常，内部回声粗糙，脾面积稍大。继续以前方去五味子，15 剂，以巩固疗效。

【按语】慢性乙肝以其病情反复迁延、经久不愈为特点，在病程中，由于肝郁脾虚日久，必然导致气滞血瘀和水湿内停，且由于肝肾同源、脾为后天之本、肾为先天之本等关系，日久亦必兼见肾虚。所以，王老说：乙肝为病最为难治，既要抓住核心（肝郁脾虚），又要兼顾诸多衍生之证，故选药要精。如王老常用补肾药枸杞、山药、菟丝子等，药性平和而不腻，补肾当中兼顾健脾；黄芪、当归，张锡纯称为补肝之要药，同时兼具益气养血活血之功，常常一药多用。肝脏为药物代谢及排泄的场所，又是重要的解毒器官，用药不能不慎。

案三

徐某，男，68 岁，离休干部，初诊日期：1989 年 6 月 14 日。

乏力、倦怠半年余，腹胀，进食后加重，厌油腻，晨起

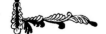

恶心，便溏，日1次，夜眠多梦，曾反复查乙肝两对半：HBsAg（＋），抗HBe（＋），抗HBc（＋）。肝功：ALT 60～100IU/L，AST 45～70IU/L。B超示：肝脏稍大，内部回声粗糙，管道系统显示欠清晰，脾大。服用多种中药治疗效果不显著。舌质淡红，暗滞，有齿痕，苔白滑，脉弦细。证属肝郁脾虚，湿邪内停，气机阻遏所致。治以疏肝理气和血、健脾益气化湿。

处方：柴胡15g，丹参30g，郁金20g，香附15g，广木香15g，黄芪30g，当归20g，白术20g，云苓20g，赤芍20g，党参20g，紫草20g，焦山楂30g，泽兰20g，苍术20g，陈皮15g。

7剂，日1剂，水煎分3次口服。

二诊：1989年6月21日。

乏力倦怠稍减轻，腹胀明显缓解，仍厌油腻，晨起恶心，便溏，食欲较前增加，舌淡红，暗滞，苔白，脉弦。肝郁脾虚未除，腹胀虽减，气机未畅，故于前方加半夏15g、枳壳15g以化湿行滞。

10剂，日1剂，水煎分3次口服。

三诊：1989年7月2日。

腹胀缓解，乏力倦怠亦减轻，恶心厌油感基本消失，便溏，日1次，夜眠梦仍多，舌淡红，苔白，脉弦。患者肝气已舒，气机调畅，但脾气未健，湿邪未尽。治法中应侧重健脾益气化湿。

上方去赤芍、紫草、枳壳、木香。

加山药25g，甘松20g，远志20g。

10剂，日1剂，水煎分3次服。

四诊：1989年7月12日。

乏力倦怠明显缓解，饮食、二便正常，夜眠梦多，无胁痛腹胀等症状，舌淡红，苔白，脉弦。复查乙肝两对半：抗HBs＋，抗HBc＋；肝功能正常，B超示：肝内回声粗糙，管道系统显示欠清晰，脾面积稍大。患者邪气已退，正气尚未恢复。于前方加黄芪30g。

10剂，日1剂，水煎分3次口服。

五诊：1989年8月30日。

病人自觉无明显不适，复查乙肝两对半：抗HBs＋，肝功能正常，舌淡红，苔白，脉沉有力。嘱患者保持情志舒畅，规律饮食，戒酒，以调理预后。

【按语】该患亦属肝郁脾虚之证，但脾虚湿盛尤为明显。对此类病人，王老善用醒脾之药，如陈皮、甘松等，谓脾虚湿停，虚脾复为湿邪所困，非醒脾之品其功难君；并常配伍白术、苍术同用。王老说：白术之健脾化湿，如蒸笼雾化，鼓舞脾阳使湿邪蒸腾，如不配合表散或利水之剂，湿无去路，停药后病情必然反复；而苍术之燥湿健脾则善使湿邪趋下从二便而出，使脾脱湿困之境。白术、苍术伍用之妙正在于此。当湿邪渐去，加重黄芪用量，扶正补肝，以收全功。

案四

尹某，女，42岁，工人，初诊日期：1994年7月19日。

乏力倦怠2个月余，时右胁胀闷不舒，情志郁怒时胀痛，饮食量减，无厌油、腹胀等消化不良症状，二便正常，舌淡红，苔白，脉弦。查乙肝两对半：HBsAg＋，肝功能及B超等指标均正常。证属邪伏肝脉，肝脾失和，木壅脾土所

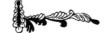

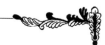

致。治宜疏肝健脾。

处方：柴胡 15g，陈皮 15g，香附 15g，白芍 20g，党参 20g，白术 15g，茯苓 15g，焦山楂 20g，砂仁 10g，麦芽 20g，甘草 15g，连翘 15g。

10 剂，日 1 剂，水煎分 2 次口服。

二诊：1994 年 7 月 30 日。

乏力及右胁胀痛减轻，饮食量增，情志舒畅，舌淡红，苔白，脉弦。肝气稍舒，脾气渐旺。宗前法，兼以解毒。

上方加紫草 20g，板蓝根 30g。

10 剂，日 1 剂，水煎分 2 次服。

三诊：1994 年 8 月 10 日。

患者自觉症状消失，饮食、二便正常，舌淡红，苔白，脉沉。复查乙肝两对半：抗 HBs +，余均正常。药已致效，继服上方 10 剂以巩固疗效。

【按语】乙肝病人对治疗的反应与其病程长短有密切的关系。一般来说，急性患者，肝功恢复后，乙肝病毒转阴的机率较高；慢性乙肝，病毒携带时间越长，转阴率越低，尤其是垂直传染及前 C 区变异者转阴机会更少。本例患者病程短，临床表现为单纯的肝郁脾虚，因此取效快捷。该患二诊时加入紫草、板蓝根二药，是以辨病角度用药，可见临床尚需灵活。

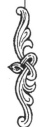

案五

崔某，女，36 岁，教师，初诊日期：1996 年 7 月 10 日。

患慢性乙肝 8 年，谷丙转氨酶反复升高，迁延不愈。近 1 个月肝区隐痛，胁腹胀满，晨起恶心，口苦，食少纳呆，

乏力倦怠，大便溏薄，小便黄，舌质红，暗滞，苔白腻，脉弦滑。查乙肝：HBsAg（+），HBeAg（+），抗 HBc（+）。肝功能：ALT 128IU/L，AST 82IU/L，BIL 42mmol/L，ALP 162IU/L，GGT 244IU/L，T 68g/L，A 36g/L，G 32g/L。彩超示：肝脏稍大，内部回声粗糙不均，门静脉不增宽，脾大，左肋下 3.2cm。综合四诊，中医证属肝郁日久，肝气横逆，克脾犯胃，脾胃虚弱，瘀血内结所致。治宜疏肝行气、健脾和胃、活血化瘀。

处方：柴胡 15g，陈皮 15g，香附 15g，广木香 15g，香橼 15g，白术 20g，焦山楂 20g，当归 20g，砂仁 15g，甘松 15g，丹参 20g，川芎 20g，桃仁 15g。

7 剂，日 1 剂，水煎分 3 次口服。

二诊：1996 年 7 月 18 日。

腹胀稍减，肝区仍隐痛，食欲增加，乏力困倦，大便溏，舌质红，苔白稍腻，脉弦。此瘀血内结、气机不畅之象。宗上法叠增活血行气之力。

上方加五灵脂 20g，元胡 20g。

7 剂，日 1 剂，水煎分 3 次口服。

三诊：1996 年 7 月 25 日。

胁腹胀痛明显缓解，晨起口苦、恶心消失，仍倦怠乏力，时感腰酸，饮食量增，大便溏，日 1 次，舌质红，苔白，脉弦。气机稍畅，胃气已和，脾虚正气未复，治宜侧重健脾益气。

处方：柴胡 15g，陈皮 15g，广木香 15g，焦山楂 20g，砂仁 15g，丹参 20g，桃仁 15g，元胡 20g，党参 20g，黄芪 30g，当归 20g，甘松 15g，荷叶 5g，枸杞 20g。

10 剂，日 1 剂，水煎分 3 次口服。

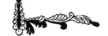

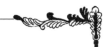

四诊：1996 年 8 月 5 日。

肝区隐痛及腹胀完全消失，饮食及二便正常，仍轻度乏力，腰酸楚，舌淡红，苔白，脉弦。复查肝功：ALT 46IU/L，AST 30IU/L，BIL 22mmol/L，ALP 124IU/L，GGT 164IU/L；乙肝两对半：HBsAg＋，抗 HBe＋，抗 HBc＋。病人气机已畅，脾胃得健，正气仍未尽复，仍宗前法，以巩固疗效。

上方加黄精 20g，菟丝子 20g。

10 剂，日 1 剂，水煎分 3 次口服。

注：以上方加减服用 30 剂，复查肝功已正常，彩超示：肝脏大小正常，脾面积稍大，肝内回声仍粗。病情稳定。

【按语】乙肝患者因其临床多有胁痛、腹胀，病程稍久即舌质暗滞，故王老给其命名为"肝瘀"，意为本病易致肝郁气滞血瘀，经云：见肝之病，知肝传脾，当先实脾。由前四个案例不难看出，乙肝患者每见脾虚不运、胃纳失司与肝郁气滞血瘀之候并存，故治疗中时刻抓住肝郁脾虚这一中心环节即可促进病情恢复，亦能有效防止其向肝硬化发展。

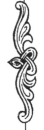

案六

陈某，男，54 岁，干部，初诊日期：1974 年 5 月 6 日。

患者在某军区医院住院时经体检发现"乙肝病毒携带"，家属要求中药治疗，遂请中医会诊。患者是以"高血压""冠心病"住院治疗的，身体一般状况良好，现已无头晕、胸闷痛等症状，饮食、二便均正常，舌淡红，暗滞，苔薄白，脉弦。综合四诊：患者体内虽有乙肝病毒，但正气未伤，舌、脉象都显示心脉不畅、肝阳偏盛之象。治以柔肝活

血。因患者不愿久服汤剂，故精简方药如下：

柴胡15g，丹参30g，白芍20g。

30剂，日1剂，水煎代茶饮。

二诊：1974年6月7日。

病人自觉无明显不适，饮食及二便正常，舌淡红，暗滞，苔薄白，脉沉有力。肝阳偏盛已解，心脉血行仍不畅。

上方去白芍，加郁金20g。

30剂，日1剂，水煎代茶饮。

注：1个月后复查乙肝：HBsAg转阴，抗HBs（＋），痊愈。

【按语】 王老常用柴胡、丹参、郁金三药配伍治疗各种肝病，并有趣地称之谓"肝病三剑客"。柴胡有疏肝解郁、和解退热之功，丹参具活血益血、祛瘀解毒之力，郁金兼行气活血止痛、利胆退黄多种功能。三药配伍，可获疏肝理气、活血止痛、养血解毒之功效。在临证时，王老常以此配伍白术、内金等健脾和胃之品，以防克传。

病毒性丙型肝炎

关某，女，32岁，工人，初诊日期：1995年7月24日。

患者于7年前分娩时因失血过多，输全血400ml，近3个月来经常乏力倦怠，右胁隐痛不适，食少纳呆，厌油腻，食后腹胀，大便溏，舌淡红，暗滞，苔白，脉细弱。曾在外院化验抗HCV阳性，肝功：ALT 82IU/L，AST 55IU/L，

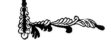

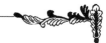

TBIL 21.4mmol/L，B 超示：脾面积稍大。

四诊合参，本证由产后体虚，邪毒乘机潜伏肝脉，肝失疏泄，脾失健运而致，其本在于正虚。治则：扶正以祛邪。治法：疏肝健脾，益气养血。

处方：柴胡 15g，陈皮 15g，香附 15g，佛手 15g，赤芍 20g，太子参 20g，黄芪 30g，当归 20g，白术 20g，茯苓 20g，川芎 15g，荔枝核 20g，元胡 20g，焦山楂 20g，山药 20g。

10 剂，日 1 剂，水煎分 3 次口服。

二诊：1995 年 8 月 4 日。

乏力及右胁隐痛明显缓解，食欲增加，食后时有腹胀，大便正常，舌淡红，暗滞，苔白，脉细。肝郁脾虚稍有缓解，仍以扶正为主，兼以祛邪。

上方加重楼 30g，紫草 20g，白花蛇舌草 30g，栀子 20g。

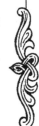

10 剂，日 1 剂，水煎分 3 次口服。

三诊：1995 年 8 月 15 日。

患者自觉症状缓解，饮食正常，大便时溏，舌淡红，苔白，脉沉。复查肝功各项指标正常，抗 HCV 阳性。患者正气基本恢复，治则：扶正祛邪并重。

上方去荔枝核、元胡，加青黛 10g（包煎）。

10 剂，日 1 剂，水煎分 3 次口服。

四诊：1995 年 8 月 26 日。

患者自觉无不适，饮食正常，大便溏，日 2 次，舌淡红，苔白，脉弦。病情稳定，仍守原方去紫草。

10 剂，日 1 剂，水煎分 3 次口服。

五诊：1995 年 9 月 10 日。

病人无不适症状，今复查肝功正常、抗 HCV 阴性而告痊愈。

【按语】慢性丙型肝炎，其临床表现多与乙肝相似，本例因虚致病，复因病益虚而表现出一派脾胃虚弱、气血不足症状。正气虚衰不足以抗邪，故首先以扶正固本为要；二诊以后，脾胃渐复，正气旺盛，此时酌加祛邪药方能获满意疗效。

肝 囊 肿

强某，女，46 岁，干部，初诊日期：1998 年 10 月 26 日。

右胁间痛 2 个月，伴食少纳呆，心烦易怒，食后腹胀，大便溏薄，下肢重着无力，月经衍期，量少，白带量多色清稀，面色无华，舌淡，苔白稍腻，脉弦细。B 超示：多发性肝囊肿，最大直径 6.5cm × 4.8cm。中医证属肝郁脾虚，水湿内停，湿聚成痰，蕴结于肝所致。治以疏肝健脾，利湿化痰。

处方：柴胡 15g，陈皮 15g，郁金 20g，白术 15g，苍术 20g，泽兰 30g，泽泻 20g，薏苡仁 30g，木香 20g，焦山楂 20g，陈皮 15g，茯苓 20g，蓼实 20g，坤草 30g，香附 15g。

10 剂，日 1 剂，水煎服。

二诊：1998 年 11 月 5 日。

前症减轻，右胁仍时隐痛，饮食量稍增，食后腹胀，大便溏，日 2 次，下肢重着减轻，白带减少，情志已稳定，舌淡红，苔白润，脉弦滑。病人湿邪渐去，脾气稍旺，但痰郁未除，气机不畅。

上方加川朴 15g，胆星 10g。

10 剂，日 1 剂，水煎分 3 次口服。

三诊：1998 年 11 月 16 日。

右胁仍时隐痛，腹胀缓解，食欲增加，大便仍溏，日 1 次，双下肢重着缓解，白带正常，舌淡红，苔白，脉弦。患者气机渐畅，脾虚已复，湿邪亦去，但肝郁仍未尽解，痰瘀未尽去。治宜疏肝理气、化痰散瘀。

处方：柴胡 15g，陈皮 15g，木香 15g，焦山楂 30g，泽兰 15g，泽泻 15g，半夏 15g，云苓 20g，苍术 20g，胆星 10g，枳实 15g，竹茹 10g，香附 15g，元胡 20g，五灵脂 20g。

10 剂，日 1 剂，水煎分 2 次口服。

四诊：1998 年 11 月 26 日。

右胁偶感隐痛，余症消失，饮食、二便正常，舌淡红，苔白，脉沉。复查 B 超示：多发性肝囊肿，最大直径 2.0cm ×1.6cm。患者邪去大半，肝气仍有不舒，宗前法治疗，巩固疗效。

前方去五灵脂、胆星。

10 剂，日 1 剂，分 2 次口服。

注：此例随访半年，肝囊肿未再增大，症状亦未复发。

【按语】肝囊肿一病，中医认为与湿浊内阻有关，多由脾虚水湿内停，聚而生痰，停留胁间肝内，阻碍气机升降出入所致，治疗当以健脾祛湿化痰为主，佐以疏肝行气，调理气机。此患在月余时间肝囊肿缩小 2/3，症状缓解，可谓治疗得法，取效快捷。

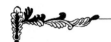

酒精性肝炎

邢某，男，42 岁，工人，初诊日期：1993 年 7 月 12 日。

右胁痛伴腹胀月余，食少纳呆，夜眠不实多梦，大便溏，日 1 次，晨起恶心，口苦，时头晕，两目干涩，形体稍胖，面色无华，无明显黄染，舌淡红，苔黄腻，脉弦滑。查肝功：ALT 126IU/L，AST 48IU/L，TBIL 30mmol/L，ALP 118 IU/L，GGT 96IU/L，甲、乙、丙、戊型肝炎相关检查均正常。彩超示：肝脏稍大，内部回声增强，欠均匀，管道系统显示尚清，门脉压不高，脾面积稍大。患者平素嗜酒，每日饮白酒 1 斤余。诊断：西医：酒精性肝炎；中医：胁痛，湿热中阻，土壅木郁。治以清热化湿，行气健脾。

处方：茵陈 30g，栀子 20g，黄芩 20g，陈皮 15g，苍术 20g，川朴 15g，香附 15g，枳椇子 20g，荔枝核 20g，薏苡仁 20g，赤芍 20g，木香 15g，砂仁 15g，枸杞 20g，远志 15g，合欢花 15g，元胡 20g。

7 剂，日 1 剂，水煎分 3 次口服。

嘱患者戒酒，注意生活规律，节制饮食。

二诊：1993 年 7 月 20 日。

右胁痛及腹胀减轻，进食量增，仍夜眠欠佳，便溏，时恶心，口苦，偶头晕，舌淡红，苔黄，脉滑。疏理肝气获效，湿热未除，胆火扰心，治宜上法轻理气、重除湿清热。

上方去木香、荔枝核、合欢花。

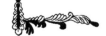

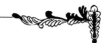

加半夏 15g，竹茹 10g。

7 剂，日 1 剂，水煎分 3 次口服。

三诊：1993 年 7 月 30 日。

病情明显缓解，除夜眠多梦，便溏，轻微乏力，易疲劳外，余症悉除，舌淡红，苔黄，脉滑。患者湿邪渐去，脾气未复，宗前法，以健脾益气化湿为主，辅以行气疏肝。

处方：柴胡 15g，陈皮 15g，佛手 20g，苍术 20g，黄芪 30g，党参 20g，茯苓 20g，枳椇子 20g，枸杞子 20g，远志 20g，半夏 15g，竹茹 10g，甘草 15g。

10 剂，日 1 剂，水煎分 3 次口服。

四诊：1993 年 8 月 12 日。

患者夜眠仍梦多，体力增加，饮食、二便均正常，舌淡红，苔薄白，脉沉。复查肝功正常。B 超示：肝脏大小正常，内部回声增强，脾不大。病情稳定，肝功能已恢复，以上方去半夏、竹茹，继服 10 剂，以巩固疗效。

【按语】酒精性肝病患者近年来明显增加，临床表现多与湿热相关，并常伴食少纳呆、乏力、失眠多梦等脾虚、心神失养的表现。中医认为此皆与湿热中阻、土壅木郁有关。治疗中应抓住主要矛盾，并注重饮食调节。王老常采用清热化湿、理气醒脾之法，获效甚著，尤其枳椇子一味的使用颇有心得，其具体运用见后篇专述。

药物性肝炎

申某，男，26 岁，工人，初诊日期：1994 年 6 月

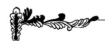

11 日。

3 天前冒雨赶路后致发热、恶寒，自服扑热息痛 4 片，利君沙 3 片，热退，翌晨周身酸痛，脘闷，腹胀满，继之周身皮肤黏膜黄染，伴乏力倦怠，食少纳呆，厌油腻，大便正常，小便深黄。查 B 超肝、胆、脾、胰腺均正常；甲、乙、丙、戊、庚型肝炎相关抗体、抗原均阴性；肝功能：ALT 486IU/L，AST 213IU/L，TBIL 166mmol/L，抗 ANA 谱阴性。舌红，苔黄腻，脉滑数。西医诊断：药物性肝炎。中医证属感受寒湿之邪，入里化热，熏蒸肝胆所致之黄疸。治以清热利湿退黄。

处方：柴胡 15g，茵陈 50g，栀子 20g，黄芩 20g，木通 15g，苍术 20g，黄柏 20g，藿香 15g，佩兰 15g，桃仁 15g，茅根 20g，赤芍 20g。

3 剂，日 1 剂，水煎分 3 次口服。

二诊：1994 年 6 月 14 日。

黄疸明显变浅，大便稀溏，日 2 次，小便黄，仍乏力，食少纳呆，胃脘胀闷，舌红，苔黄稍腻，脉滑。湿热稍减，脾气受困，宜前法佐加理气醒脾之药。

上方加陈皮 15g，木香 15g，郁金 20g，砂仁 10g。

7 剂，日 1 剂，水煎分 3 次口服。

三诊：1994 年 6 月 22 日。

黄疸尽退，大便仍溏，日 1 次，小便正常，轻度乏力，胃脘不适，食少纳呆，无恶心厌油等症，舌淡红，苔薄，脉滑。此湿热尽去、脾气未复之象，宜健脾和胃为主。

处方：党参 20g，陈皮 15g，半夏 15g，白术 15g，苍术 15g，云苓 20g，砂仁 15g，木香 15g，炙甘草 15g，甘松 20g。

7 剂，日 1 剂，水煎分 3 次口服。

四诊：1994 年 6 月 29 日。

病人自觉无明显不适，饮食、二便均正常，舌淡红，苔薄，脉沉。复查肝功，各项指标均正常。临床痊愈。

【按语】 此例患者感受寒湿在先，服用利君沙和扑热息痛在后，继之出现黄疸，其为药物或寒湿入里化热致病已难分清。然而审其症，仍为湿热阳黄，即予清热利湿退黄，亦获全功。王老说：审证求因，辨证论治，话说容易，做起来很难，必须在临证时反复历练，认真体会才能掌握其精髓。

肝　脓　肿

林某，男，48 岁，初诊日期：1997 年 7 月 9 日。

病人于 1 个月前无诱因发热，寒战，继之右胁疼痛，伴巩膜、皮肤黄染，到某医院经查肝功、血常规及肝脏彩超诊断为"肝脓肿"，经抗炎、保肝等治疗，热退，黄疸消，肝功及血常规恢复正常，但彩超示肝脓肿不吸收，直径 4.6cm，可见液平。现症见右胁隐痛不适，乏力倦怠，食少纳呆，大便溏，尿黄，舌质红，苔黄腻，脉滑。证属湿热之邪郁积肝经，阻滞气机所致。治以清热化湿，行气健脾。

处方：柴胡 15g，黄芩 20g，栀子 20g，泽兰 30g，木通 15g，陈皮 15g，黄芪 50g，当归 20g，川朴 15g，苍术 20g，薏苡仁 50g，五灵脂 20g，马齿苋 25g。

7 剂，日 1 剂，水煎分 3 次口服。

二诊：1997 年 7 月 15 日。

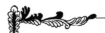

右胁仍时隐痛，乏力稍减，饮食量增，大便仍溏，日2次，尿色黄，舌质红，苔黄，脉滑。湿热胶着难去，宜活其血，以助祛湿。

上方加桃仁20g，王不留行15g。

7剂，日1剂，水煎分3次口服。

三诊：1997年7月22日。

右胁痛明显减轻，体力增加，饮食可，大便溏，日2次，舌淡红，苔黄，脉滑。湿热已去大半，气机稍畅，治宜增强扶正之力，兼以祛邪。

上方去木通、马齿苋、王不留行。

加党参20g，砂仁15g。

7剂，日1剂，水煎分3次口服。

四诊：1997年7月29日。

右胁痛缓解，饮食正常，体力明显增加，大便成形，日2次，舌淡红，苔薄黄，脉沉。湿热之邪尽去，正气渐复，治宜扶正为主。

处方：柴胡15g，黄芩20g，泽兰15g，黄芪30g，当归20g，党参20g，陈皮20g，桃仁15g，薏苡仁50g，苍术20g，砂仁15g。

7剂，日1剂，水煎分3次口服。

五诊：1997年8月6日。

患者自觉无明显不适，饮食及二便正常，复查肝功能正常，彩超示肝内脓肿消失，代之以直径约1.0cm高密度回声区，无液平。舌淡红，苔薄白，脉沉有力。继服前方7剂，以巩固疗效。

【按语】本例为肝脓肿急性期治疗稳定后，纤维包裹形成所致。因其临床仍有胁痛、乏力、食少纳呆、舌红、苔黄

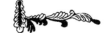

腻、脉滑等症，故以湿热之邪郁积肝经、阻滞气机论治。在用药中，王老重点强调黄芪、当归托里排脓用量要足，薏苡仁消痈排脓药量宜大，其间含有扶正祛邪之意。

自身免疫性肝炎

辛某，女，43岁，职员，初诊日期：1997年9月4日。

患者于3个月前无诱因出现身目黄染，小便黄，即到当地医院住院治疗，经查甲、乙、丙、戊肝的相关病毒均为阴性，肝功能谷丙转氨酶和胆红素明显升高，对症治疗无效。其后转诊北京某医院经肝脏活检诊断为"自身免疫性肝炎"，给予地塞米松及强的松等治疗，病情稳定，谷丙转氨酶波动在120IU/L左右，胆红素波动在80mmol/L左右，强的松减到15mg/d，病情即反复加重。现症状：乏力倦怠，食少纳呆，厌油腻，右胁隐痛，脘腹胀满，便溏，溲黄，身目黄染，舌淡红，暗滞，苔黄，脉滑。

综合四诊：证属湿热之邪郁积肝胆，阻滞胆道，胆汁溢于血液，泛滥肌肤所致。治宜清利湿热，活血通脉。

处方：茵陈50g，虎杖20g，制大黄15g，木通10g，茜草20g，豨莶草30g，桃仁20g，香附20g，赤芍20g，黄芩20g，地龙15g，苍术20g，生甘草30g。

6剂，日1剂，水煎分3次口服。

服中药期间，每周强的松递减5mg。

二诊：1997年9月11日。

自觉腹胀及胁痛减轻，便溏，日2次，余症无明显变化，舌淡红，暗滞，苔黄，脉滑。气机稍畅，湿热未清。欲清其热必先行其气，活其血，故于上方重用活血行气药。

上方加炮山甲10g，枳实15g，路路通20g。

10剂，日1剂，水煎分3次口服。

三诊：1997年9月22日。

腹胀及胁痛基本缓解，黄疸变浅，大便仍溏，日2次，食欲增加，仍乏力倦怠，舌淡红暗滞，苔黄，脉滑。此为肝胆湿热渐去，气机调畅之征。宜辅健脾之品，脾健则湿易除。

上方去地龙，加白术20g，白豆蔻15g。

12剂，日1剂，水煎分3次口服。

四诊：1997年10月4日。

强的松已停药5天，黄疸仍逐渐变浅，食欲增加，不厌油腻，无明显腹胀及胁痛，仍乏力倦怠，便溏，日2次，舌淡红，苔黄，脉滑。湿热之邪渐去，脾虚未复。宜酌增健脾药以扶助正气。

上方去木通、枳实，加山药20g，太子参20g。

10剂，日1剂，水煎分3次口服。

五诊：1997年10月15日。

患者自觉仍轻度乏力，饮食及二便正常，无腹胀胁痛等症，巩膜及皮肤无明显黄染，舌淡红，苔白，脉滑。复查肝功能：ALT 32IU/L，AST 40IU/L，TBIL 23mmol/L，DBIL 3.4mmol/L，IBIL 19.6mmol/L。湿热之邪渐尽，脾气已健，正气仍未恢复。治依前法，侧重扶助正气。

处方：茵陈30g，虎杖20g，茜草20g，豨莶草30g，路路通15g，香附15g，苍术20g，白术20g，太子参20g，赤芍20g，桃仁20g，当归20g，黄芪30g。

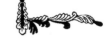

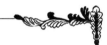

15 剂，日 1 剂，水煎分 3 次口服。

注：患者 15 剂药服完停药，复查肝功各项指标均正常，随访 1 年未反复。

【按语】 本例为湿热郁积患者，湿重于热。王老对此类病人善于运用分利二便之法，引邪外出，然该患初诊虽用大量清热利湿药物收效甚微。考虑湿邪郁积日久，气血瘀滞，湿黄难除，故加炮山甲、枳实、路路通以增强行气活血之力。其后病情逐渐好转；随症加入健脾化湿及扶正之药，调治月余而愈。王老强调，医生临证思路必须清晰，药随证转，证变药变，切忌墨守成规，拘泥书本。

亚急性肝坏死

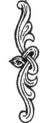

周某，男，24 岁，初诊日期：1978 年 11 月 1 日。

1978 年 6 月患急性黄疸型肝炎，在当地某医院住院治疗，经用中西药治疗 4 个月，病情未减，反趋恶化，黄疸指数 180U，体温 39℃，腹水征（＋），尿糖（＋），于 10 月 20 日转入沈阳市某医院治疗，经检查确诊为"亚急性肝坏死"。治疗 10 天，病情明显恶化，体温达 40.8℃，大便色灰溏薄，尿少，色黄赤，呕恶频作，昏迷不醒，黄疸指数 230U。请中医会诊，症见：身、目、颜面深黄色，口干，唇黯皱裂，饮食难行，点滴不进，神昏不安，时有谵语，大便干少，气臭，小便短赤，身热灼手，腹水明显，舌质红绛，苔黄厚而燥，脉滑数。

证属邪热内燔、毒滞血分、心神被扰之急黄。治宜凉血

解毒，清热利湿退黄。

处方：金银花 60g，连翘 30g，板蓝根 30g，茵陈 45g，生栀子 15g，生大黄 10g（后下），蒲公英 30g，柴胡 30g，佩兰 20g，郁金 20g，丹参 60g，黄连 15g，丹皮 20g，泽泻 15g，白茅根 60g。

1 剂，煎取 300ml，1 次急服。

二诊：1978 年 11 月 3 日。

体温有降（38.6℃），神志稍清，余症如前。仍按上方稍作增减：

处方：金银花 60g，连翘 30g，板蓝根 30g，茵陈 45g，栀子 15g，生大黄 10g（后下），柴胡 20g，佩兰 20g，菖蒲 10g，郁金 15g，丹参 45g，黄连 10g，枳实 10g，丹皮 15g，白茅根 30g，泽泻 15g。

3 剂，水煎服。

三诊：1978 年 11 月 6 日。

服上药后，体温降至 37.5℃，大便色黄质软，小便色黄，腹水减轻，神志清醒，问可应答，能食少量流质饮食，舌红苔黄，脉弦数。谷丙转氨酶 180IU，黄疸指数 110U。据其脉症，里热仍存。治宜继守前法再进。

处方：金银花 60g，连翘 20g，板蓝根 30g，茵陈 30g，栀子 15g，生大黄 10g（后下），柴胡 20g，川楝子 10g，丹参 30g，赤芍 20g，云苓 25g，白茅根 30g，川朴 10g，泽泻 10g，车前子 15g（另包）。

6 剂，水煎服。

四诊：1978 年 11 月 12 日。

黄色渐退，腹水大消，每餐可食流质食物 2 两，胁痛隐隐，小便微黄。

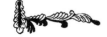

处方：金银花 25g，板蓝根 30g，茵陈 30g，柴胡 15g，香附 10g，白芍 15g，丹参 30g，川朴 10g，大腹皮 20g，泽泻 20g，生栀子 20g，木香 10g，焦白术 15g。

6 剂，水煎服。

五诊：1978 年 11 月 18 日。

体温正常，腹水微量，已能独自下床活动，精神不振，气短乏力，脉弦细数。

处方：板蓝根 30g，茵陈 30g，郁金 20g，柴胡 10g，金钱草 20g，半夏 10g，陈皮 15g，云苓 15g，白术 15g，大腹皮 15g，党参 20g，甘草 10g。

6 剂，水煎服。

六诊：1978 年 11 月 24 日。

身目微黄，腹部时胀，右胁隐痛，口苦，食欲不振，身倦乏力，小便黄，舌脉如前。

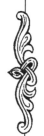

处方：板蓝根 20g，茵陈 30g，金钱草 20g，云苓 15g，白术 15g，大腹皮 15g，木香 10g，青皮 15g，香附 15g，桃仁 10g，甘草 10g。

水煎，日 1 剂，连服半个月。

七诊：1978 年 12 月 10 日。

黄疸已退，胁痛已止，唯食欲尚差，夜间觉腹胀。当以调理肝脾为治。

处方：当归 20g，白芍 20g，柴胡 15g，云苓 15g，白术 15g，木香 10g，太子参 20g，半夏 15g，陈皮 15g，五味子 10g，甘草 10g。

水煎，每日 1 剂，连服 12 剂。

八诊：1978 年 12 月 22 日。

病情基本痊愈，唯精神欠佳，自觉疲倦无力。经检查黄

疸指数及肝功能均正常。为巩固治疗，处下列药物令患者出院后续服。并嘱其饮食适宜，注意休养。

处方：党参20g，白术20g，云苓20g，青皮15g，陈皮15g，茵陈30g，柴胡15g，五味子15g，炒山药20g，炒薏苡仁15g，丹参15g，香附10g，甘草10g。

上方连服月余，诸症悉除而愈。

【按语】通过对上例患者的治疗，结合自己多年来的观察，对本病的认识和治疗总结出如下几点经验：

1. 病症危急之初期，治当标本兼顾，即采用清热解毒、活血化瘀、利湿退黄法以治标；另当根据"肝病传脾""肝主疏泄"的特点，调理肝脾，以防土衰木郁，病延不除。因此，能否保证肝木的正常疏泄功能最为关键，故在用药时，除重用清热解毒、利湿退黄之品外，还宜加入柴胡、郁金以疏肝保肝，白术、云苓以健脾除湿。

2. 虽有腹水，不可专执利水一途而令之骤消，当在溯本求源的基础上辅以利水之品，否则，腹水易于反复，或加重病情。

3. 病之初期，治时可于方中加入大量大黄，一方面可泻火凉血以醒神志与退黄；一方面能荡涤肠结毒聚而除毒源，最与病机合宜。

4. 对于转氨酶高的病人，应根据肝病发展不同阶段，采取不同的方法，在辨证用药的基础上适当加入一些降转氨酶的药物，如五味子、太子参等，疗效较好。但不能单纯用一方一药来降转氨酶，否则疗效不佳。

5. 黄疸消退后，不可骤然停药，应根据病情，再适当地服一段时间清热利湿的药物。嗣后则以调理肝脾为主，以图固本之效，并要注意运动，动静结合，合理饮食，这样才不

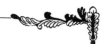

致疾病反复。

柏－查氏综合征

侯某，女，31 岁，干部，初诊日期：1995 年 6 月 9 日。

右胁胀痛半年余，皮肤黏膜黄染并逐渐加重，腹胀，食少纳呆，乏力倦怠，大便溏，日 1~2 次，小便深黄如茶，口苦，耳鸣，晨起恶心，齿衄。曾辗转于上海、北京等医院，经彩超、CT、磁共振及肝脏活检等检查，诊断为"柏－查氏综合征"，给予对症治疗，效果不显而来诊。查肝功能：ALT 213IU/L，AST 96IU/L，BIL 186mmol/L，ALP 162U/L，GGT 336IU/L。彩超示：肝脏肿大，回声粗糙不均，管道系统显示不清，门脉宽 1.82cm，脾大，左肋下 5.8cm。舌质紫暗，有瘀斑，苔白滑，脉弦。证属肝气不舒，瘀血停滞所致，治以疏肝理气，活血化瘀。

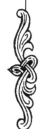

处方：柴胡 15g，丹参 30g，郁金 20g，桃仁 15g，红花 10g，蓬术 15g，文术 10g，木香 15g，焦山楂 30g，酒军 10g，炮山甲 10g，黄芪 30g，当归 20g，枳壳 15g，香附 15g，大枣 10 枚，坤草 30g。

7 剂，日 1 剂，水煎分 3 次口服。

二诊：1995 年 6 月 17 日。

胁腹胀痛稍减，黄疸未退，体力稍增，余症无明显变化。虑及久病，肝郁脾虚，湿积化热，故宜加强清化湿热之力，以疏理气机。

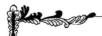

于前方加茵陈 30g，黄芩 15g，栀子 15g。

10 剂，日 1 剂，水煎分 3 次口服。

三诊：1995 年 6 月 27 日。

胁腹胀痛减轻，黄疸变浅，口苦、恶心等症缓解，仍食少纳呆，便溏，日 2 次，齿衄，舌暗红，苔白，脉弦滑。效不更法。

前方去黄芩，加甘松 15g，灵脂 15g。

10 剂，日 1 剂，水煎分 3 次口服。

四诊：1995 年 7 月 8 日。

胁痛缓解，仍轻度腹胀，轻度黄疸，饮食量增，仍乏力，便溏，日 1~2 次，小便黄，齿衄，舌暗红，苔白，脉弦滑。此血瘀气滞渐已化解，但正气未复，宜增加扶正之品，调理气机。

前方去蓼实、文术、枳壳、坤草、灵脂，加党参 20g、白术 20g 以健脾益气，三七粉 3g 以活血止血。

10 剂，日 1 剂，水煎分 3 次口服。

五诊：1995 年 7 月 19 日。

胁腹胀痛已解，黄疸消退，饮食正常，仍乏力倦怠，便溏，日 1 次，无齿衄，舌暗红，苔白，脉弦。此瘀血已除，肝气亦舒，但脾气未健，治宜健脾益气，养血活血。

处方：太子参 15g，白术 15g，茯苓 20g，炙甘草 15g，陈皮 15g，砂仁 15g，半夏 15g，木香 15g，焦山楂 30g，黄芪 30g，当归 20g，桃仁 15g，红花 10g，赤芍 15g。

10 剂，日 1 剂，水煎分 3 次口服。

六诊：1995 年 7 月 31 日。

患者仍便溏，余症已基本缓解，饮食、睡眠均正常。

复查肝功能：ALT 60IU/L，AST 40IU/L，TBIL 36mmol/

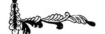

L，ALP 106IU/L，GGT 84IU/L。彩超示：肝内回声均匀，管道系统显示清晰，脾脏不大。舌暗红，苔白，脉弦。此仍脾气未健、饮食不化之象，前方去赤芍、半夏，加麦芽15g、山药20g以增健脾消食之力。

【按语】柏-查氏综合征属少见病种，系肝内血管畸形，血行受阻引起肝功能改变。初诊予以大量活血化瘀药，却收效甚微。细究病情，中医辨证仍属湿热黄疸，日久气滞血瘀而成，治疗不应受西医诊断影响，可辨证与辨病相结合，于首方加清热燥湿之药才渐显良效，此亦可称异病同治的特点吧！

胆 囊 炎

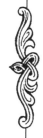

案一

于某，女，59岁，职员，初诊日期：1995年4月3日。

患者于5年前患胆囊炎，其后每因进食油腻及情志抑郁诱发右胁疼痛，腹胀，食少纳呆，大便溏泄或先干后溏，无明显寒热。近半年来右胁部持续隐痛，进食后胀闷不舒，乏力，倦怠，食量渐减，体重下降，舌红，苔黄，脉弦细。查乙肝两对半、丙肝抗体及肝功能均正常。彩超示：胆囊稍大，壁增厚毛糙，内侧壁见一2.8cm×3.3cm肿块，表面光滑。西医诊断：慢性胆囊炎，胆囊息肉。中医证属肝气郁滞，脾失疏泄，运化失司，痰湿郁结所致。治以疏肝健脾，

祛湿化痰。

处方：柴胡15g，陈皮15g，赤芍20g，枳实15g，香附15g，荔枝核15g，木香15g，焦山楂30g，内金20g，蓼实15g，苍术20g，半夏15g，云苓20g，黄芩15g，栀子15g，五灵脂20g，元胡20g。7剂，日1剂，水煎分3次口服。

二诊：1995年4月10日。

右胁胀痛减轻，食欲稍增，仍乏力倦怠，大便溏，日2次，舌淡红，苔黄，脉弦。肝气渐舒，脾气渐旺，痰湿仍未尽去，正气未复。前法获效，可在此基础上侧重健脾益气。

上方去枳实、苍术，加黄芪30g，防己15g，白术20g。7剂，日1剂，水煎分3次口服。

三诊：1995年4月17日。

右胁胀满已缓解，仍时隐痛，食欲渐增，乏力未减，时腹鸣，大便溏，日1次，舌淡红，苔黄，脉弦。患者气机已畅，脾气渐复，但右胁隐痛不解，此为气滞日久，胆腑瘀血内结所致，拟健脾益气、行气活血止痛之法。

处方：黄芪30g，当归20g，白术20g，陈皮15g，赤芍20g，五灵脂15g，栀子15g，蓼实20g，文术15g，三棱15g，焦山楂30g，元胡20g，香附15g，黄芩15g。7剂，日1剂，水煎分3次口服。

四诊：1995年4月25日。

右胁胀痛基本缓解，饮食及二便正常，乏力亦减轻，舌淡红，苔薄，脉弦。药达病所，瘀血渐行，效不更法。

上方去黄芩、栀子、蓼实。7剂，日1剂，水煎分3次口服。

五诊：1995年5月6日。

病人自觉无明显不适，饮食及二便均已正常，舌淡红，

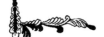

苔薄白，脉弦。复查彩超示：胆囊正常大小，壁稍厚，内侧肿块为 0.9cm × 1.2cm。前方奏效，继服 10 剂，以巩固疗效。

【按语】胆囊炎属中医胁痛范畴，其治本属平常，但并发息肉其治又有不同，因息肉中医为积，其治必须消癥散结，故在本例治疗中虽以疏肝健脾为主，同时随证加入祛湿化痰、消癥化积之药如莪实、文术等，使胆囊炎和息肉获同步稳定好转。

案二

戴某，女，46 岁，职员，初诊日期：1998 年 6 月 21 日。

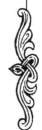

患者于 1 个月前与同事聚餐后诱发右胁疼痛，继之高热、寒战，按胆囊炎治疗，静点抗生素效果不明显。3 天后出现巩膜、皮肤黄染，伴恶心、厌油，大便色变灰白、乏力倦怠，体温持续在 39℃ 左右。到某医院住院治疗，查血常规、肝功能及彩超等诊断为"急性化脓性胆管炎"，给予抗炎及支持疗法，恶寒缓解，体温波动在 38℃ 左右，黄疸逐渐加深，遂请中医会诊。症见：重度黄染，体虚多汗，倦怠乏力，舌红绛，苔黄腻，脉滑数无力。患者大便干燥，已 3 日未解，小便深黄。

综合四诊，证属湿热郁闭、腑气不通所致。治宜清热开郁，通腑泻浊。

处方：茵陈 50g，栀子 20g，大黄 15g，枳实 15g，厚朴 20g，木通 15g，赤芍 20g，桃仁 20g，半夏 15g，黄芩 20g，滑石 20g（包煎），连翘 20g，草豆蔻 15g，苍术 20g，玳瑁 20g。2 剂，日 1 剂，水煎分 3 次口服。

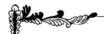

二诊：1998 年 6 月 24 日。

发热渐退，体温波动于 37℃~37.8℃ 之间，便稀溏，日 2~3 次，食欲增加，黄疸稍退，仍乏力倦怠，舌红，苔黄腻，脉滑数。腑气虽通，湿郁未退，且正气已虚，故应侧重祛湿，顾护正气。

上方大黄改为 10g，加泽泻 20g，路路通 15g，金钱草 30g，黄芪 50g，当归 20g。3 剂，日 1 剂，水煎分 3 次口服。

三诊：1998 年 6 月 28 日。

患者体温已正常，黄疸明显减轻，仍乏力倦怠，饮食量增，大便溏，日 1~2 次，舌淡红，苔黄稍腻，脉滑。热退而湿未尽除，脾虚正气未复。治宜健脾化湿为主。

处方：党参 20g，白术 20g，苍术 20g，白豆蔻 15g，茯苓 20g，柴胡 15g，陈皮 20g，车前子 20g，厚朴 15g，赤芍 20g，连翘 20g，泽泻 20g，茵陈 50g，路路通 15g，黄芪 30g，当归 20g。6 剂，日 1 剂，水煎分 3 次口服。

四诊：1998 年 7 月 4 日。

病情稳定，黄疸已尽退，饮食正常，仍倦怠喜卧，大便溏，舌淡红，苔白稍腻，脉滑。湿热已尽去，脾虚仍未恢复。治以益气养血，健脾和胃。

处方：党参 20g，白术 20g，茯苓 20g，苍术 20g，山药 20g，白豆蔻 15g，陈皮 15g，砂仁 10g，炙甘草 15g，当归 20g，黄芪 30g，柴胡 15g，赤芍 20g。6 剂，日 1 剂，水煎分 3 次口服。

五诊：1998 年 7 月 11 日。

患者已出院，病情稳定，饮食及二便正常，唯时感脘闷，进食后明显，舌淡红，苔白稍腻，脉沉。此病后脾虚，运化无力所致。于上方酌加醒脾益气、和胃消食之品。

上方加甘松 20g，焦山楂 20g，内金 15g。6 剂，日 1 剂，水煎分 3 次口服。

【按语】急性化脓性胆管炎乃炎之重证，病之危候，王老认为其病机属湿热毒邪郁闭于内，外不得宣泄，内不得通达所致，其治必须峻猛之药打通三焦通道，使湿热从二便而解；待湿热之邪衰其大半，再入健脾和胃等扶正之品方可病愈功全。

胆道蛔虫

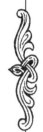

魏某，女，34 岁，教师，初诊日期：1993 年 8 月 10 日。

该患于 2 天前无明显诱因出现右胁部疼痛，阵发性加重，钻顶难忍，即到某医院经 B 超检查诊断为"胆道蛔虫"，给予服食醋及驱虫药治疗，疼痛不减，并出现黄疸、发热，无明显恶寒，恶心，不欲食，大便灰白，建议手术取蛔虫。现发热，恶心，食少纳呆，右胁疼痛难忍，舌红，苔黄，脉弦滑数。证属蛔虫梗阻胆道，胆汁瘀积，郁而化热，溢于血中所致。治以温脏安蛔，清热利胆退黄。

处方：乌梅 40g，桂心 15g，细辛 5g，黄芩 15g，黄连 10g，茵陈 30g，虎杖 20g，木香 20g，元胡 20g，川椒 15g，槟榔 15g。3 剂，日 1 剂，水煎分 3 次口服。

二诊：1993 年 8 月 14 日。

右胁部仍胀痛，可以忍受，不发热，仍恶心，厌油腻，黄疸未退，大便溏，日 1 次，色灰白，舌红，苔黄，脉滑。

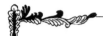

蛔虫虽安，胆道梗阻，胆气不舒，治以疏通气机、利胆退黄为主。

处方：乌梅 40g，柴胡 15g，枳实 15g，木香 20g，半夏 15g，川军 10g，黄芩 15g，茵陈 20g，虎杖 20g，槟榔 15g，白术 15g，生姜 3 片，大枣 10 枚。3 剂，日 1 剂，水煎分 3 次口服。

三诊：1993 年 8 月 17 日。

右胁仍隐痛，不发热，恶心厌油已缓解，黄疸明显消退，大便溏，日 2 次，色已正常，舌淡红，苔薄黄，脉滑。B 超示：肝、胆、脾未见异常。此蛔虫已退，胆气渐舒，治宜驱虫健脾为主。

上方去乌梅、川军、茵陈、虎杖，加使君子 20g，苦楝皮 15g，砂仁 10g。3 剂，日 1 剂，水煎分 2 次口服。

四诊：1993 年 8 月 21 日。

病人自觉无明显不适，大便仍溏，于服上方后次日排出蛔虫 3 条，舌淡红，苔薄黄，脉弱。患者蛔虫已去，脾虚未复，宜调理脾胃，恢复正气。

处方：党参 15g，白术 15g，云苓 20g，炙甘草 15g，陈皮 15g，半夏 10g，木香 15g，砂仁 10g。6 剂，日 1 剂，水煎分 3 次口服。

【按语】胆道蛔虫郁而化热者，虽无湿热之源，却有湿热之症，治当温脏安蛔，清热利胆退黄。只有利胆清热，蛔虫才能随胆汁而下，只有温脏安蛔其剧痛才能缓解，两者相辅相成。待蛔退黄尽，再入驱蛔之药、健脾之品，其病自愈。

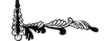

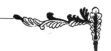

胆系结石

案一

苗某，男，54 岁，初诊日期：1998 年 9 月 6 日。

病人患胆囊结石 4 年，曾 3 次服中药排石，愈后复发。2 周前复查 B 超示：胆囊内多发性结石，最大者直径 12mm。当地医院给予自制排石汤 3 剂，服药次日右胁下疼痛，继之全身黄染，逐渐加重。复查彩超示：肝胆管及胆总管扩张，胆总管末端结石，直径约 13mm。给予排石"总攻"疗法无效来诊。患者自述乏力倦怠，食少纳呆，厌油，大便灰白，小便如油，身目黄染，舌红暗滞，苔黄，脉滑数。此患既有湿热内郁，又有砂石阻滞胆腑通道，治疗应两者兼顾，清热利湿，化石通腑。

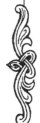

处方：茵陈 30g，虎杖 20g，郁金 20g，金钱草 30g，内金 20g，木香 20g，枳实 15g，大黄 15g，威灵仙 20g，赤芍 20g，黄芩 20g，石见穿 15g，海金沙 20g（包煎）。6 剂，日 1 剂，水煎分 2 次口服。

二诊：1998 年 9 月 14 日。

患者右胁痛减轻，黄染变浅，大便为淡黄色稀便，小便深黄，饮食量增，仍乏力倦怠，舌红，苔黄，脉滑。复查彩超示：胆总管无扩张，其末端结石直径约 8mm。前方奏效，依前法。

原方大黄改为 7.5g。10 剂，日 1 剂，水煎分 2 次口服。

【注】该患服药 5 剂后症状全失，尽服后复查彩超，结石已排出，嘱其每日以金钱草少许泡水代茶饮，至今 2 年未再复发。

【按语】胆系结石，临床以胁痛为主，或黄染，或不黄，其病机总为湿热煎熬，蕴结成石，故其总的治则为清热祛湿，利胆消石。间或有气滞腹气不通者，加用木香、枳实、大黄等药；砂石太大，施以石见穿、海金沙等化石之品，疗效颇为满意。

案二

唐某，女，38 岁，干部，初诊日期：1995 年 6 月 18 日。

右胁隐痛年余，进食油腻食物加重，伴腹胀，夜眠欠佳，饮食量少，无明显乏力，大便干燥，小便正常。曾多次查肝功能均正常，彩超示肝内胆管结石，服用保胆健素及鹅去氧胆酸等药物效果不显，舌淡红，苔黄，脉弦。证属肝气郁结，胆失疏泄，胆液淤积而致，治以疏肝理气，利胆排石。

处方：柴胡 15g，陈皮 15g，枳实 15g，黄芩 15g，茵陈 20g，虎杖 20g，内金 20g，赤芍 20g，半夏 15g，川军 15g，木香 15g，威灵仙 20g。7 剂，日 1 剂，水煎分 2 次口服。

二诊：1995 年 6 月 25 日。

右胁隐痛，时轻时重，腹胀减轻，饮食可，大便溏，日 2 次，舌淡红，苔黄，脉沉弦。胆液淤滞未通，肝气稍舒，仍以前法，加重利胆排石之力。

上方加金钱草 30g，海金沙 20g。7 剂，日 1 剂，水煎分 2 次口服。

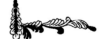

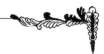

三诊：1995 年 7 月 3 日。

右胁痛缓解，腹不胀，饮食可，大便溏，日 2 次，轻度乏力，舌淡红，苔白，脉弦。患者气机已畅，胆液瘀积已去，脾胃稍弱，宜调理脾胃，扶助正气。

处方：陈皮 15g，半夏 15g，党参 25g，云苓 20g，白术 15g，炙甘草 15g，木香 15g，砂仁 10g，焦三仙各 15g，山药 20g。7 剂，日 1 剂，水煎分 3 次口服。

【按语】本患素有肝气郁结，日久胆失疏泄，郁积化热，煎熬成石。治疗当以清热利胆排石为主，兼以疏肝理气。待病情稍缓，肝胆气机舒畅，辅以健脾和胃药而愈。本例可谓证对轻方施小药，法合病去如鸿毛。临床最重要的是证与法、药要一致。

案三

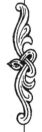

于某，女，36 岁，工人，初诊日期：1982 年 4 月 6 日。

发作性右上腹疼痛 3 个月，严重时伴恶心呕吐，无发热，畏寒，疼痛每因进食油腻诱发，时腹胀，大便干燥，舌红，苔薄黄，脉弦。查血常规正常，B 超示胆囊内多发结石，最大者直径 0.8cm。中医证属肝郁气滞、湿热内郁所致之胁痛。治宜疏肝理气止痛，清热化湿通腹。

处方：柴胡 15g，陈皮 15g，香附 15g，枳实 15g，桃仁 15g，黄芩 20g，半夏 15g，赤芍 20g，栀子 15g，川军 10g，内金 20g，灵脂 20g，蚕砂 20g，大枣 10 枚。7 剂，日 1 剂，水煎分 2 次口服。

二诊：1982 年 4 月 14 日。

右上腹痛基本缓解，无恶心呕吐，大便亦通畅，腹胀缓

解，仍不欲进食油腻，舌淡红，苔黄，脉弦。肝郁气滞已解，但湿热内郁未除，治当以清热化湿为主。

上方去香附，栀子加到20g。7剂，日1剂，水煎分2次口服。

三诊：1982年4月21日。

患者自觉症状完全消失，饮食可，大便溏，舌淡红，苔白，脉沉稍弱。复查B超：胆囊内结石已消失，囊壁稍厚。此湿热已除，脾胃尚虚，治宜扶脾和胃，以巩固疗效。

处方：党参15g，云苓20g，白术15g，甘草15g，陈皮20g，半夏15g，木香15g，砂仁10g。3剂，日1剂，水煎分3次口服。

【按语】该患以发作性右上腹痛为主，并伴有恶心呕吐，显然由砂石阻闭、肝气郁结、胃气上逆所致，治当首先行气开郁，排石止痛，佐以和胃止呕。方中用药虽然平淡无奇，但其君臣佐使切中病机，故能取速效。王老治病用药，从不忘顾护脾胃，因只有脾胃健，气血足，正气旺，其病才能根除。

案四

刘某，男性，46岁，初诊日期：1996年10月11日。

1年前因饮酒诱发右胁痛，伴发热，经血常规及B超检查诊断为"胆囊炎，胆囊内泥沙样结石"，抗炎治疗后，热退，右胁痛减轻。其后经常感觉右胁隐痛不适，进食油腻后明显，经多家医院给予利胆排石药物治疗效果不显。近1周右胁痛加重，伴恶心，厌油，乏力倦怠，食少纳呆，大便溏，尿黄，舌红，苔黄腻，脉滑。B超示：胆囊增大，壁厚，毛糙，泥沙样结石。中医证属肝胆湿热郁滞，日久凝结

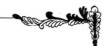

成砂石。治以清热化湿，利胆排石。

处方：柴胡 15g，黄芩 15g，栀子 15g，川军 10g，枳壳 15g，鸡内金 20g，赤芍 20g，半夏 15g，茵陈 20g，虎杖 20g，金钱草 30g，川朴 15g。7 剂，日 1 剂，水煎分 2 次口服。

二诊：1996 年 10 月 18 日。

右胁仍痛，厌油及恶心感减轻，饮食量增，仍乏力，大便溏，日 2 次，舌红，苔黄，脉滑。湿热渐化，肝胆郁滞未通，治宜加重疏肝行气之力。

上方加木香 20g，元胡 20g。7 剂，日 1 剂，水煎分 2 次口服。

三诊：1996 年 10 月 25 日。

右胁痛明显缓解，食欲增加，已无恶心厌油等症，仍乏力，大便溏，日 3 次，舌红，苔薄黄，脉滑。此湿热渐去，气机渐畅，脾胃未复之象，治宜理气化湿、调和脾胃。

上方去半夏、茵陈、虎杖、川军，加党参 20g，苍术 20g，砂仁 15g。7 剂，日 1 剂，水煎分 3 次口服。

四诊：1996 年 11 月 2 日。

右胁痛缓解，饮食及二便正常，乏力亦明显减轻，舌淡红，苔白，脉沉稍弱。复查 B 超：胆囊大小正常，壁稍厚，毛糙，未见结石。病情已愈，继服香砂养胃丸 1 丸，日 2 次，共 2 周，调理脾胃，以扶正气。

【按语】胆囊结石本由湿热蕴结而成，又常因暴食肥甘或饮酒而诱发或加重。本例实由此因，故治以清热化湿，利胆排石，证治相合，而方中暗含小承气汤，意在通腹泻浊，使砂石、湿热随大便而下，可谓用心良苦，待湿除石去，再以香砂养胃丸调和脾胃。

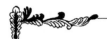

案五

许某，女，36 岁，职员，初诊日期：1994 年 11 月 3 日。

1 周前无明显诱因出现右上腹疼痛，伴恶心，未吐，食少纳呆，腹胀，继之皮肤黏膜黄染，大便干燥，小便黄。查 B 超示：肝、脾未见异常，胆囊壁粗糙，肝内胆管及胆总管扩张，胆总管下段见一 1.6cm×2.3cm 高密度影，其后伴声影。肝功能：TBIL 312mmol/L，DBIL 281mmol/L，IBIL 31mmol/L，余正常。舌红，苔黄，脉滑。西医诊断：胆总管结石，梗阻性黄疸。中医证属湿热之邪蕴结肝胆所致。治以清热化湿，利胆退黄。

处方：黄芩 20g，柴胡 15g，栀子 15g，川军 15g，赤芍 20g，枳实 15g，半夏 15g，陈皮 15g，虎杖 20g，金钱草 30g，内金 20g，焦山楂 20g，海金沙 20g（包煎），威灵仙 20g，木香 20g。3 剂，日 1 剂，水煎分 2 次口服。

二诊：1994 年 11 月 6 日。

右上腹痛及腹胀减轻，黄疸未减，饮食量增，大便溏，日 2 次。舌红，苔薄黄，脉滑。肝胆气滞稍畅，但湿热未退，治宜加重清热利湿之力。

上方加茵陈 50g，木通 15g。7 剂，日 1 剂，水煎分 2 次口服。

三诊：1994 年 11 月 13 日。

右上腹胀痛缓解，黄疸已退，饮食正常，大便溏，日 3 次，体力稍弱，舌淡红，苔薄黄，脉滑。此湿热已去，脾胃功能未复之象。宜调补脾胃，以善其后。

处方：陈皮 15g，党参 20g，茯苓 20g，白术 15g，苍术

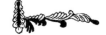

15g，半夏15g，炙甘草15g，木香15g，砂仁15g，山药20g。7剂，日1剂，水煎分3次口服。

【按语】 胆系结石或由湿热煎熬，或因胆汁郁积日久而成，其病机皆为砂石阻滞胆道，影响气机升降。其治疗亦应以清热利胆、行气通腑为大法。在用药中，王老善用内金、威灵仙二药，谓两者皆能溶石化石，前者兼健脾和胃消食之功，后者具止痛之效，可谓一药多用。

类风湿性关节炎

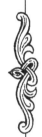

案一

严某，女，48岁，工人，初诊日期：1987年4月6日。

患者8年前患双下肢关节痛，每年冬、春季疼痛加重，自服炎痛喜康及去痛片可缓解，近3年来疼痛加重，膝踝关节肿大，活动受限，多方求治于中西医，按类风湿性关节炎治疗无效，双下肢寒凉重着无汗，虽炎夏着棉裤亦不得解。查：双膝关节肿大畸形，屈伸不利，局部皮肤不温，皮色正常，舌质淡红，苔白腻，脉沉细。证属寒湿之邪内侵，潜伏不去，郁结于半表半里之间，阻遏气血所致。治宜首当和解少阳，通达内外。

处方：柴胡15g，黄芩10g，半夏15g，人参15g，甘草15g，大枣12枚，生姜3片。7剂，日1剂，水煎分2次口服。

二诊：1987年4月13日。

双下肢寒凉稍减，余症无明显变化，舌脉同前。药已宗

法，法已合理，继服上方 7 剂。

三诊：1987 年 4 月 20 日。

患者自觉双下肢轻松，已微有汗出，但疼痛未减，舌淡红，苔白，脉弦。此少阳枢机已通，寒湿阻闭未除，治宜温经散寒祛湿、活血通络止痛。

处方：当归 15g，川芎 15g，赤芍 20g，红花 15g，鸡血藤 20g，五灵脂 20g，桂枝 15g，羌活 15g，苍术 20g，木瓜 20g，牛膝 20g，王不留行 15g，秦艽 15g，豨莶草 20g，海桐皮 15g，穿山甲 15g。10 剂，日 1 剂，水煎分 3 次口服。

四诊：1987 年 4 月 30 日。

双下肢畏寒疼痛明显减轻，屈伸活动较前灵活，体力稍弱，饮食量少，大便溏，日 1 次，舌淡红，苔白，脉细。患者寒湿之邪渐去，久病正虚未复。治仍以祛邪为主，兼以扶正。

上方去五灵脂、穿山甲、红花、海桐皮，加黄芪 30g，杜仲 20g，狗脊 20g，巴戟天 20g，砂仁 10g。10 剂，日 1 剂，水煎服。

五诊：1987 年 5 月 11 日。

双下肢关节疼痛缓解，行走自如，体力渐增，饮食及大便亦基本正常，舌淡红，苔白，脉稍弱。寒湿之邪已去，正气渐复。予以活血养血、健脾和胃之法以善其后。

处方：党参 15g，陈皮 20g，云苓 20g，苍术 15g，桃仁 15g，红花 15g，当归 20g，赤芍 20g，川芎 20g，甘草 15g。10 剂，日 1 剂，水煎分 3 次口服。

【按语】凡痹证之反复发作、经年不愈者，称为顽痹。王老认为，顽痹多为外邪入侵，稽留于皮里膜外，阻闭经脉，壅遏少阳枢机，使邪气外不能透达体表而解，内不能通

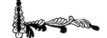

过三焦从二便而出，即使用通痹活血、利湿化浊之剂亦难奏效。必先用小柴胡汤和解少阳，使枢机运转，使外可达体表，内可通三焦，然后再运用祛风散寒除湿、活血通络止痛之品方能奏效。运用小柴胡汤于顽痹者，或见上热下寒，或见寒热往来。运用小柴胡汤治疗顽痹，可谓王老独辟蹊径，治痹精髓，以之治疗类似患者数例，皆在 1 周内显效。

案二

王某，女，46 岁，初诊日期：1994 年 11 月 26 日。

四肢小关节疼痛，在某西医院诊断为"类风湿性关节炎"，经中西药治疗效果不明显，病情加重。现仍以四肢小关节疼痛为主，伴晨僵，双手指、腕关节肿大畸形，活动受限，皮肤色暗，得热则舒，遇寒加重，饮食尚可，二便正常，舌暗红，苔白，脉弦。血沉第一小时 60mm，第二小时 90mm，双手 X 线片示：关节腔变窄，关节面不光滑，骨质疏松。证属寒湿之邪痹阻关节经络、气滞血瘀。治以温经散寒祛湿，活血通络止痛。

处方：黄芪 30g，当归 20g，桂枝 15g，秦艽 20g，羌活 15g，红花 10g，桃仁 10g，五灵脂 20g，没药 15g，牛膝 20g，苍术 20g，黄柏 20g，王不留行 15g，赤芍 20g，细辛 5g。6 剂，日 1 剂，水煎服。

二诊：1994 年 12 月 4 日。

畏寒减轻，关节疼痛未缓解，余症同前，舌暗红，苔白，脉弦。患者经脉阳气已通，但瘀血阻络未解，治依前法，重用活血化瘀药。

上方加炮山甲 10g，鸡血藤 20g。10 剂，日 1 剂，水煎服。

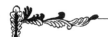

三诊：1994 年 12 月 16 日。

关节仍痛，畏寒明显减轻，皮色已渐转红活，胃脘不适，大便溏，日 2 次，饮食量少，乏力，舌淡红，苔白稍腻，脉细。病人经脉渐通，寒湿渐去，但脾胃虚弱，不甚攻伐，治宜顾护脾胃。

上方去没药、黄柏，加白术 20g，大枣 12 枚。10 剂，日 1 剂，水煎分 3 次口服。

四诊：1994 年 12 月 27 日。

患者关节疼痛明显减轻，肿胀亦渐消退，无明显畏寒，饮食及二便均正常，体力仍弱，关节活动受限。此经脉渐通而正气未复之象。治应祛邪扶正并重。

上方加五加皮 10g，杜仲 15g，寄生 10g，黄芪加到 100g。10 剂，日 1 剂，水煎分 3 次口服。

五诊：1995 年 1 月 14 日。

四肢关节疼痛缓解，但畸形之关节活动仍受限，饮食、二便均正常，复查血沉已恢复正常，舌淡红，苔白，脉细。

上方去五灵脂、细辛、桃仁、炮山甲。15 剂，日 1 剂，水煎分 3 次口服。

案三

黎某，女，31 岁，农民，初诊日期：1996 年 11 月 2 日。

患类风湿性关节炎 6 年，四肢小关节疼痛，指、腕、膝关节肿大，活动不利，畏寒凉，得热稍舒，晨僵，饮食量少，二便正常，乏力，倦怠，腰酸痛，形体消瘦，舌淡红，有齿痕，舌边有瘀斑，苔白，脉细弱。

四诊合参，证属寒湿之邪入侵，客居关节经脉，气血凝滞，日久累及于肾所致。治宜散寒除湿、活血通脉，兼以补肾。

处方：桂枝20g，羌活15g，独活15g，秦艽15g，透骨草20g，伸筋草20g，豨莶草30g，青风藤30g，鸡血藤20g，桃仁20g，五灵脂20g，杜仲20g，五加皮15g。6剂，日1剂，水煎分3次口服。

二诊：1996年11月9日。

肢体关节疼痛无明显缓解，畏寒及晨僵稍减轻，余症无明显变化，舌淡红，有齿痕，边有瘀斑，苔白，脉细弱。寒邪凝滞，瘀血阻闭，非破血之药不能通；经脉不通，寒邪难除，故加重活血化瘀力量。

上方加细辛5g，王不留行10g，炮山甲10g。10剂，日1剂，水煎分3次口服。

三诊：1996年11月20日。

关节痛肿明显减轻，晨僵时间缩短，无明显畏寒，饮食量少，仍乏力倦怠，便溏，日2次，舌淡红，边有齿痕，脉细弱。寒湿之邪渐去，关节经脉仍未畅，考虑为病久气血亏虚，正气不足之故，乃重用益气健脾、养血活血之品。

上方去细辛、羌活、独活、炮山甲，加白术20g，黄芪30g，当归20g，枸杞20g。10剂，日1剂，水煎分3次口服。

四诊：1996年12月1日。

关节疼痛明显缓解，晨起手指僵硬，活动后即缓解，腰仍酸，饮食量增，乏力倦怠减轻，大便溏，日1次，舌淡红，有齿痕，脉细弱。寒湿之邪已除，经脉渐通，脾肾仍虚，气血不足，宜以扶正为主，兼以活血通脉。

处方：黄芪30g，桂枝20g，当归20g，白术20g，杜仲20g，鸡内金15g，枸杞20g，五加皮15g，川断20g，寄生

20g，桃仁 15g，鸡血藤 20g，青风藤 20g，伸筋草 20g，豨莶草 30g。10 剂，日 1 剂，水煎分 3 次口服。

五诊：1996 年 12 月 12 日。

关节疼痛缓解，晨僵消失，四肢关节活动仍受限，饮食及二便正常，仍感轻度腰酸，乏力，舌淡红，苔白，脉沉弱。患者寒湿之邪已除，经脉通畅，正虚仍未复原，治宜健脾补肾、益气养血，以巩固疗效。

上方去青风藤、伸筋草、豨莶草，加牛膝 20g。10 剂，日 1 剂，水煎分 3 次口服。

嘱其注意休息，慎防风寒，加强关节功能锻炼。

【按语】案二、案三皆为寒湿之邪入侵，阻痹经络，气血瘀滞所致。但病有新久，前者病程较短，正气未虚，故以温经散寒祛湿、活血通络止痛为主；后者久病肾虚，必兼以壮骨补肾。在治疗痹证过程中，由于疗程长，且祛湿散寒、活血化瘀药皆不同程度影响脾胃受纳运化功能，因此，顾护脾胃、培育后天之本应贯穿整个治疗过程。

风湿性关节炎

案一

王某，女，42 岁，干部，初诊日期：1990 年 4 月 11 日。

肢体关节痛 2 年，痛处固定不移，畏寒冷，阴雨天痛重，双下肢重着无力，经温经散寒祛湿、活血通络等中药治

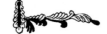

疗年余不效，疼痛日重，活动受限，畏寒，虽炎夏亦着棉衣裤，下肢无汗，舌暗红，苔白，脉细。推敲以往用药似无不妥，细究病机演变，豁然醒悟，此乃寒湿之邪深伏，少阳枢机不利，内外不能通达所致。治宜和解少阳，通达内外。

处方：柴胡 15g，黄芩 15g，半夏 15g，人参 15g，甘草 15g，大枣 12 枚，白芍 20g，桂枝 15g，川芎 20g，生姜 3 片。6 剂，日 1 剂，水煎分 3 次口服。

二诊：1990 年 4 月 18 日。

患者双下肢微微汗出，疼痛及畏寒似有减轻，余症无明显变化，舌质暗红，苔白，脉细。营卫和，腠理开，少阳枢机已通，然寒湿之邪未去，经脉气血不通，治宜温经散寒祛湿、活血通络止痛为主。

上方加豨莶草 20g，青风藤 20g，鸡血藤 20g，透骨草 15g，王不留行 15g，五灵脂 20g，黄芪 30g，当归 20g，独活 20g。6 剂，日 1 剂，水煎分 3 次口服。

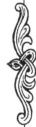

三诊：1990 年 4 月 25 日。

关节疼痛明显减轻，已能下地行走，下肢仍有重着感，轻度畏寒，饮食可，大便溏，日 1 次，舌淡红，苔白，脉细。此寒湿渐去、经脉渐通之象。治宗前法。

上方去半夏、黄芩，加细辛 5g，地龙 10g。12 剂，日 1 剂，水煎分 3 次口服。

四诊：1990 年 5 月 8 日。

肢体关节疼痛重着明显减轻，已无明显畏寒，体力大增，饮食可，大便仍溏，日 1 次，舌淡红，苔薄白，脉沉。患者寒湿已去，经脉渐通，治宜兼顾调理脾胃。

处方：黄芪 30g，桂枝 15g，赤芍 20g，当归 20g，桃仁 15g，红花 10g，五灵脂 15g，秦艽 15g，独活 20g，鸡血藤

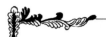

20g，甘草 15g，大枣 10 枚，砂仁 10g。12 剂，日 1 剂，水煎分 3 次口服。

五诊：1990 年 5 月 21 日。

肢体关节疼痛缓解，饮食及二便恢复正常，唯阴雨天仍感双下肢重着，舌淡红，苔薄白，脉沉。脾胃功能已复，然仍有余邪未清，宜健脾以化湿邪。

上方去五灵脂、桃仁、红花，加苍术 20g，牛膝 20g，茯苓 20g。12 剂，日 1 剂，水煎分 3 次口服。

服上方 12 剂后前症尽消，随访 1 年未再复发。

【按语】此案为风湿痹之重症。寒湿之邪内侵，邪居表里之间，少阳枢机不利，病邪外无出路，内泻不通，故屡投温经、散寒、祛湿、通络之品而不应。对此顽症，王老别出心裁，径予小柴胡汤，通达表里，使邪有出路，继以对证处方，终起沉疴。小柴胡汤用于风湿痹痛，必以双腿恶风寒，疼痛，沉重难移，扪之不温，且在炎夏亦必得穿棉裤者为适应证。投 6～9 剂，当其微汗而温时，即应更方，审风寒湿邪偏盛程度，随证治之。此为王老治疗顽痹之宝贵经验。

案二

郑某，女，42 岁，工人，初诊日期：1991 年 9 月 7 日。

周身关节疼痛半年，得热稍舒，遇风寒加重，曾在某院查抗"O"、血沉等，诊断为风湿性关节炎，经中西医治疗效果不显著，四肢关节疼痛日益加重，痛处走串不定，畏风寒。查其肢体关节无肿胀，活动不受限，舌淡红，苔薄白，脉沉细，复查血沉、抗"O"均正常。综合四诊，中医证属风寒之邪阻滞脉络、风邪偏盛所致之行痹。治以祛风散寒、

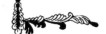

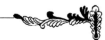

活血通络。

处方：当归 15g，川芎 15g，赤芍 20g，防风 15g，秦艽 20g，桑枝 20g，姜黄 15g，豨莶草 20g，海桐皮 15g，五加皮 15g。6 剂，日 1 剂，水煎分 2 次口服。

二诊：1991 年 9 月 14 日。

关节疼痛走串减轻，仍畏风寒，饮食可，大便溏，舌淡红，苔白，脉沉。患者风邪已去大半，寒邪未除，治宜重用温阳通脉。

上方去防风，加桂枝 15g，鸡血藤 20g，牛膝 20g。6 剂，日 1 剂，水煎分 2 次口服。

三诊：1991 年 9 月 21 日。

关节串痛缓解，仍感肩、膝等关节酸楚，微恶风寒，舌淡红，苔白，脉沉。患者风寒已去，脉络空虚，宜扶正以安络。

上方加黄芪 30g，丝瓜络 15g。10 剂，日 1 剂，水煎分 3 次口服。

该患月余后来访，自述前病已愈，能正常工作。

【按语】此为行痹，因风寒湿之邪侵袭，风邪偏盛所致。王老说：风邪侵入，善行而数变，一般的规律是随病程发展而风邪自减，该患者发病半年之久，风邪无减，其原因是寒邪恋之，邪气日深而难出。

案三

赵某，女，34 岁，干部，初诊日期：1991 年 9 月 19 日。

感寒后诱发肢体关节疼痛半年余，痛处固定不移，以膝、踝关节较重，严重时膝、踝关节肿胀，活动受限，曾在某医院住院以"风湿性关节炎"诊断之，给予青霉素静点及

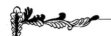

抗风湿治疗，关节肿胀消退，疼痛减轻。1个月前因受寒凉上症复发，查：膝、踝关节肿大，皮色不变，屈伸不利，疼痛剧烈，触按尤甚，得热痛减，舌质淡红，苔薄白，脉弦紧。查血沉正常，抗"O"1/1250，类风湿因子（－）。综合四诊，证属寒湿之邪痹阻经络所致之痹证。治以温经散寒、祛湿通络。

处方：桂枝15g，川芎15g，当归15g，姜黄15g，羌活15g，防己15g，苍术15g，秦艽20g，木瓜15g，牛膝20g，杜仲20g，豨莶草20g，海桐皮20g。7剂，日1剂，水煎分3次口服。

二诊：1991年9月26日。

关节肿胀明显消退，疼痛减轻，活动已自如，仍畏寒凉，舌淡红，苔白，脉弦。寒湿之邪渐去，脉络仍不通畅，治宜侧重活血通络。上方加鸡血藤20g，元胡15g。7剂，日1剂，水煎分3次口服。

三诊：1991年10月4日。

关节肿胀完全消退，以酸痛为主，稍感倦怠乏力，舌淡红，苔白，脉沉。寒湿之邪已去，脉络已通，然寒邪久羁，脾肾阳气未复，宜温补脾肾，以固其本。上方去姜黄、元胡，加巴戟天20g，菟丝子20g。10剂，日1剂，水煎分3次口服。

四诊：1991年10月14日。

病人自觉症状消失，关节无肿胀，活动自如，唯仍稍感畏寒，舌淡红，苔白，脉沉。复查抗"O"1/500以下。患者病邪尽去，正气仍显不足。上方去羌活、防己、苍术、秦艽，加黄芪30g、白芍20g以助益气养血、调营和卫之力，达到巩固疗效、预防复发之目的。

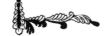

【按语】王老治疗寒邪痹痛，禁用附子、乌头，元胡、灵脂之类的止痛药用之亦少，除非剧痛难忍，方可用之，待疼痛缓解则不再使用。方中桂枝、川芎、当归、姜黄重在温经活血；羌活、防己、苍术、秦艽、木瓜祛湿散寒；牛膝引药下行；杜仲、豨莶草、海桐皮疏风散寒兼能补肾强筋壮骨。加鸡血藤、元胡，意在活血通络；巴戟天、菟丝子颇能温肾壮阳。纵观全方，攻补兼施，祛寒力强，为疗痹痛之妙方。

案四

金某，女，47岁，干部，初诊日期：1992年1月4日。

1个月前无明显诱因出现四肢重着，关节酸痛，腰酸，晨起面部及双手肿胀，活动后稍减。经多家医院检查未能确诊，关节酸痛日渐加重，双膝关节屈伸不利。查之，面目虚浮，双手肿胀，膝关节未见明显肿大，面色无华，舌淡稍胖大，有齿痕，苔白润，脉濡。证属感受寒湿之邪，湿邪偏盛，阻闭脉络所致之着痹。治以祛湿利水、温经通络。

处方：苍术20g，防己15g，木通15g，萆薢15g，桑枝20g，秦艽20g，羌活15g，川芎15g，赤芍20g，姜黄15g，豨莶草20g，桂枝15g。7剂，日1剂，水煎分3次口服。

二诊：1992年1月11日。

关节肿胀消退，仍酸痛，乏力倦怠，大便溏，日1次，舌淡红，苔白，脉滑。此湿邪渐去，脾气未复。治宜加重健脾益气、扶正固本之品。

上方去木通，加黄芪30g，白术20g。7剂，日1剂，水煎分3次口服。

三诊：1992年1月18日。

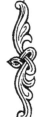

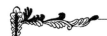

前症消失，唯大便溏，日 1 次，舌淡红，苔白，脉沉。患者病邪已尽去，脾气仍显不足。治则以健脾益气为主，以巩固疗效。

处方：黄芪 30g，桂枝 15g，白术 20g，苍术 15g，云苓 20g，甘草 15g，川芎 15g，陈皮 15g，扁豆 20g。7 剂，日 1 剂，水煎分 3 次口服。

【按语】女性年近七七，肾气不足，脾运呆滞，最易感受湿邪，而寒湿留滞不去，阻闭经脉则成痹证。此时寒湿不除，经脉不通，脾气难复。故治疗首当祛湿利水、温经通络，当湿邪渐去，再扶脾益气，方能从根本上治愈。

案五

程某，男，42 岁，干部，初诊日期：1986 年 10 月 26 日。

周身关节疼痛年余，疼痛走串不定，以酸痛为主，时而刺痛，无明显寒热。虽在多家西医院求治未能确诊，口服芬必得等药疼痛可暂缓减，停药即疼如初，饮食及二便均正常。查：肢体关节不红不肿，活动自如，舌淡红暗滞，苔薄白，脉细。证属寒湿之邪痹阻脉络，血行不畅所致，治以散寒除湿、活血通络。

处方：黄芪 30g，桂枝 20g，当归 20g，羌活 15g，秦艽 20g，地龙 15g，鸡血藤 20g，牛膝 20g，川芎 20g，五灵脂 20g，桃仁 15g，红花 10g，豨莶草 20g。7 剂，日 1 剂，水煎分 2 次口服。

二诊：1986 年 11 月 3 日。

周身关节串痛减轻，以上肢关节及腰骶部疼痛为主，舌淡红，苔白，脉沉细。寒湿之邪渐去，肾虚之征显现。宜于

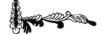

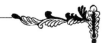

前方酌加补肾之品。

上方加川断20g、狗脊20g。7剂，日1剂，水煎分3次口服。

三诊：1986年11月11日。

肢体关节疼痛基本缓解，饮食及二便正常，舌淡红，苔薄白，脉沉。法中病机，药已获效，再进3剂以巩固疗效。

【按语】 该患本为风寒湿邪阻痹经脉而致，因服解热镇痛药后，风邪渐去，徒留寒湿，且久病肾虚，故治疗中散寒祛湿、活血通络并重，待寒湿稍去，兼以补肾固本。王老说：风寒湿痹慎用疏风，多用活血，使风寒湿邪随血行渐去而不留后患。

案六

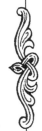

王某，女，32岁，教师，初诊日期：1988年9月10日。

半月前因感受风寒致周身不适，次日晨起即感周身肌肉酸痛，逐日加重，乏力倦怠，动则肌肉痛楚，恶风畏寒，虽在某医院查血常规、血沉、抗"O"及类风湿因子等未能确诊，对症治疗亦无效，遂来诊。查：关节不肿，皮色未变，四肢肌肉触按疼痛，活动后尤甚，舌淡红，苔白，脉沉细。证属风寒湿入侵，痹阻脉络所致之肌痹。治以祛风散寒除湿，活血通络止痛。

处方：桂枝15g，防己15g，当归15g，川芎20g，赤芍20g，鸡血藤20g，五灵脂15g，羌活15g，防风15g，荆芥15g，红花10g，豨莶草20g，海桐皮15g，姜黄15g。7剂，日1剂，水煎分2次口服。

二诊：1988年9月17日。

肌肉酸痛明显减轻，畏风寒已解，仍倦怠乏力，饮食量增，舌淡红，苔白，脉沉。此风寒已解，湿邪未尽，治宜健脾化湿为主。

上方去羌活、防风、荆芥、海桐皮，加苍术20g，茯苓15g。7剂，日1剂，水煎分3次口服。

三诊：1988年9月24日。

肌肉疼痛等症缓解，仍感倦怠乏力，舌淡红，苔白，脉沉。患者风寒湿邪已除，正气尚未尽复，当调理脾胃，以扶正气。

予以香砂六君子丸每次1丸，日3次口服，连服1周以巩固疗效。

【按语】该患本为风寒湿邪入侵，外则腠理固闭不得宣泄，内则困阻脾阳不能运化，故见此症。治当外疏通肌表，内健脾运湿，中活血通络，方能使邪去正复，经脉通畅而痹自除。然后，调理脾胃，扶助正气，以固其本，这是调理善后之良法，也是治未病的手段。

案七

徐某，女，36岁，工人，初诊日期：1991年11月28日。

患者1个月前发热，T 38.4～39.1℃，畏风寒，继而双膝关节疼痛，红肿发热，并逐渐累及双踝、腕关节。曾在某院以"风湿热"诊断之，给予静滴青霉素、氢化可的松，口服阿司匹林等药物治疗，热退，但关节痛不减轻，停静滴药物后关节红肿反复加重，屈伸不利，伴乏力，动则心悸气短，口干喜冷饮，食少纳呆，大便溏，排便不爽，面色无华，舌红，苔黄，脉滑数。血沉60mm/h，抗"O" 1/833。

证属湿热之邪入侵，痹阻关节经络所致之痹证。治以清利湿热、通痹活络。

处方：黄柏15g，苍术20g，木通15g，茵陈20g，防己15g，木瓜15g，当归15g，川芎15g，赤芍20g，丹皮15g，鸡血藤20g，秦艽20g，海桐皮15g，泽泻20g。7剂，日1剂，水煎分3次口服。

二诊：1991年12月5日。

关节疼痛稍减，但肿胀未消，口干渴明显减轻，食欲不佳，大便溏，乏力倦怠，活动时仍偶心慌气短，舌红，苔黄，脉滑。此患者热邪渐退，湿邪未除，治宜加重祛湿力度。

上方加威灵仙20g、萆薢20g。7剂，日1剂，水煎分3次口服。

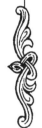

三诊：1991年12月12日。

关节疼痛明显减轻，腕、踝关节肿胀亦明显消退，心慌气短缓解，仍倦怠，便溏，舌红，苔黄，脉滑。湿热渐去，正气未复，治宜酌加益气活血之品，以助驱邪外出。

前方去木通、茵陈、丹皮，加黄芪30g、桃仁15g。7剂，日1剂，水煎分3次口服。

四诊：1991年12月19日。

关节疼痛缓解，肿胀消退，仍倦怠乏力，食欲稍增，仍便溏，舌淡红，苔黄，脉沉弱。病人湿热已去，而脾胃之气未复，治宜扶脾和胃为主，以善其后。

处方：黄芪20g，当归20g，党参20g，白术15g，陈皮15g，甘松15g，砂仁15g，苍术15g，川芎20g，鸡血藤20g，桑枝15g，牛膝15g。7剂，日1剂，水煎分3次口服。

【按语】该患本为风湿热痹，口服阿司匹林等药治疗后，风邪随表证而解，但湿热之邪未除，痹阻于关节经络，气血瘀滞，遂成本病。其治首先宜清利湿热。王老善用木通、泽泻、萆薢等药，意在使湿热之邪随小便而出，并配合活血通络之品，使湿热之邪随血而行，以助清除湿热病邪。待湿热尽去，再酌用健脾益气和胃之药，以固本善后。王老说：无湿不成痹，治痹首当祛湿，祛湿首选利小便。

案八

于某，女，36 岁，个体户，初诊日期：1997 年 4 月 6 日。

3 年前感冒后诱发项背及双肩酸痛，畏寒凉，夜间自觉项背冒凉风，活动后症状稍减，四肢关节不痛，饮食可，二便正常。曾经多家医院系统检查未确诊，中西药治疗无效。舌淡红，苔白，脉细。证属风寒之邪入侵经络，阻遏督脉，阳气不展，气血不通所致。治宜温通经脉、散寒疏风。

处方：黄芪 30g，桂枝 15g，羌活 15g，防风 15g，杜仲 20g，葛根 15g，白芍 20g，防己 15g，生姜 3 片，升麻 5g。3 剂，日 1 剂，水煎分 3 次口服。

二诊：1997 年 4 月 10 日。

项背及双肩酸痛明显减轻，恶风寒已缓解，舌淡红，苔白，脉细。此风寒渐去、经脉未通之征。治宜活血通脉为主。

上方去防己，加红花 10g、五灵脂 10g。3 剂，日 1 剂，水煎分 3 次口服。

【按语】该患感受风寒后未及时治疗，风寒之邪潜伏督脉。督脉乃阳气之海，总督一身之阳气，督脉为风寒阻闭，阳气不展，故出现项背、双肩酸痛，冒凉风。治法立意温阳通脉、散寒疏风，取黄芪桂枝五物汤之意，加杜仲、葛根入督脉，更增温经散寒之功；升麻轻清引药上行，倍添表散疏风之力，故举之速效。又加红花、灵脂活血通脉，使督阳流畅致获痊愈。

案九

刘某，女，36岁，工人，初诊日期：1996年5月2日。

腰及双下肢关节痛3个月，腰酸，腿沉，曾在外院按风湿性关节炎治疗无效。伴乏力倦怠，食少纳呆，四末不温，便溏，晨起关节僵硬，持续约20分钟，白带量多色黄，舌淡，有齿痕，苔白滑，脉细弱。四诊合参，证属脾肾两虚、湿浊下注所致。治以温补脾肾、清热化湿。

处方：太子参20g，山药20g，柴胡15g，炙甘草20g，陈皮20g，白芍20g，白术20g，苍术20g，故纸20g，黄柏20g，车前子20g，莲子20g。6剂，日1剂，水煎服。

二诊：1996年5月8日。

腰酸、腿沉、畏寒肢冷及白带量多色黄缓解，关节仍痛，乏力，食少纳呆，时便溏，舌淡红，苔薄，脉细。湿邪已去大半，但稽留关节经络之湿邪未除，脾肾阳虚未复。治以温补脾肾，活血通脉除湿。

上方去黄柏，加桃仁15g，五灵脂20g，王不留行10g。6剂，日1剂，水煎服。

三诊：1996年5月14日。

关节痛缓解，仍感乏力，饮食量稍增，大便溏，舌淡红，苔薄，脉沉。此湿邪已去，经脉已通，脾胃功能仍稍

弱。给予健脾益气、行气和胃之品，以巩固疗效。

处方：党参 25g，山药 20g，白术 20g，陈皮 20g，甘松 20g，炙甘草 10g，木香 15g，砂仁 10g，香附 15g，荷叶 5g。6 剂。

【按语】着痹多以脾虚为基础，或久处湿地，或感受寒湿之邪，或进食生冷复伤脾阳，水湿内生，阻闭关节经络，故见乏力倦怠，食少纳呆，肢体重着，关节疼痛；湿邪趋下，湿郁化热，故白带量多色黄，双下肢重着。本病日久多兼见肾阳不足。王老在治则中抓住主要矛盾，重在健脾化湿，使停滞脏腑之湿邪先除，然后辅以活血化瘀、舒通经络，使稽留于血脉中的湿邪随血而行，内达三焦，随小便而出，最后用醒脾益气、理气和中之品巩固善后。

案十

任某，男，32 岁，干部，初诊日期：1994 年 3 月 21 日。

患者 3 个月前受寒凉后诱发双小腿肌肉酸痛，逐渐加重，局部肌肤由软渐硬，重着无力，近日痛觉逐渐消失，触之麻木不仁，局部皮色无明显改变，膝、踝关节活动自如，曾先后在省内多家医院查肌电图、肌肉活检等未能确诊，给予抗风湿及调整免疫等对症治疗，效果不显。舌淡红，苔白，脉弦。证属寒湿之邪入侵，痹阻肌肤脉络，气血瘀滞所致。治以活血通脉，散寒除湿。

处方：独活 20g，防己 20g，川芎 15g，当归尾 15g，牛膝 20g，海桐皮 20g，豨莶草 30g，地龙 20g，桃仁 15g，红花 10g，鸡血藤 20g，桂心 10g。7 剂，日 1 剂，水煎分 3 次口服。

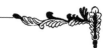

二诊：1994年3月28日。

双小腿肌肤质硬如故，按之稍有痛感，烘烤皮色稍红，余症无明显变化。舌淡红，苔白，脉弦。前法已合病机，力度尚嫌不足。

上方去地龙之寒，加水蛭7.5g，地鳖虫7.5g，以增活血通脉之力。10剂，日1剂，水煎分3次口服。

三诊：1994年4月8日。

双小腿稍感酸楚，有热感，肌肤较前变软，表皮似有蚁行，察之皮色未变，触觉较前敏感，行走亦较自如，舌淡红，苔白，脉弦。血脉已通，寒邪已去大半，湿邪仍滞留不去。治宜侧重利湿。

处方：黄柏20g，苍术20g，牛膝20g，当归尾15g，黄芪30g，独活20g，防己20g，滑石15g，甘草15g，草薢15g，通草15g，豨莶草20g，桃仁15g，红花10g。10剂，日1剂，水煎分3次口服。

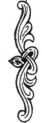

四诊：1994年4月18日。

小腿肌肤柔韧，活动自如，久立仍感酸胀，余症消失，饮食及二便均正常，舌淡红，苔薄，脉沉细。此寒湿渐去、经脉已通、脾气未复之征。治宜健脾化湿，以善其后。

处方：党参20g，白术15g，云苓20g，桂枝15g，佩兰15g，陈皮15g，甘草5g，黄芪20g，防己15g，白芍20g。10剂，日1剂，水煎分3次口服。

【按语】本例患者中医诊断为肌痹，为寒湿之邪阻痹肌肤分肉之间，使气血瘀滞，脉络受阻。其治疗首先应重用活血通络药物，待瘀滞稍通后，再予以益气养血、化湿利水之品，则湿邪易去，最后投以醒脾健脾、化湿和胃之药，以固本善后，防止病情反复。

案十一

于某，男，36岁，农民，初诊日期：1996年11月4日。

病人于7个月前在塑料大棚中劳作后，透汗未消，以凉水洗手臂和脚，当夜即感四末麻木、疼痛，当地中医按风湿性关节炎给予祛湿散寒之药治疗，疼痛稍减，停药即反复。查：四肢手足皮色正常，活动自如，触之肌肤不温，舌淡，苔白润，脉细弱。

四诊合参，证属素体脾阳不足，汗出腠理开放，寒湿侵袭，痹阻经络，气血不通所致。治以温阳通痹、活血养血。

处方：黄芪30g，桂枝20g，柴胡15g，赤芍20g，白术15g，桃仁20g，红花15g，当归20g，鸡血藤20g，葱须15g，细辛15g。3剂，日1剂，水煎分3次口服。

二诊：1996年11月8日。

四肢疼痛已解，仍感麻木，无其他不适，舌淡红，苔白，脉细。此寒邪虽去，经脉未畅之象。

上方倍黄芪，去细辛。6剂，日1剂，水煎分3次口服。

【按语】此患6剂药尽，病已痊愈。或问经云辛不过钱，首方何以细辛用至15g？因寒湿之邪客脉日久，不足量应用辛热走串之品不足以驱寒通络。对于古训，不应墨守，只要辨证准确，配伍得当，细辛用到20g亦未见中毒者。

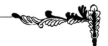

糖 尿 病

案一

吕某,男,46 岁,干部,初诊日期:1996 年 3 月 14 日。

口干渴,多饮,多食,尿量增加 3 个月,乏力倦怠,体重明显下降,动则汗出,面色无华,舌淡红,苔白稍腻,脉弦细。查空腹血糖 16.8mmol/L,尿糖(++++)。西医诊断为糖尿病 2 型。中医证属脾虚不运,水谷不能化生精微所致。治宜健脾益气,生津止渴。

处方:扶脾消渴汤(自拟)。人参 15g,白术 15g,山药 20g,沙参 20g,麦冬 15g,百合 15g,玉竹 15g,焦山楂 20g,内金 15g,陈皮 15g,甘松 15g,葛根 15g。10 剂,日 1 剂,水煎分 2 次口服。

二诊:1996 年 3 月 24 日。

口渴喜饮及多食善饥减轻,仍乏力,尿量多,体虚多汗,舌淡红,苔白,脉细。脾虚稍减轻,气血仍未复,并恐有脾虚日久,肾精失于充养之虞,故宜兼顾调补肾精。

上方加枸杞子 15g,菟丝子 15g。10 剂,日 1 剂,水煎分 3 次口服。

三诊:1996 年 4 月 5 日。

患者之症状基本缓解,体力亦明显增加,复查空腹血糖 9.26mmol/L,尿糖 +,舌淡红,苔白,脉细。前法奏效。

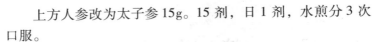

上方人参改为太子参15g。15剂，日1剂，水煎分3次口服。

【按语】停药后3个月连续复查空腹血糖均在6～7mmol/L之间，尿糖阴性。王老集数十年临床经验，究古典之微旨，察临证之病情，依《内经》理论，提出消渴病的病机并非"阴寒为本，燥热为标"，而是由于"脾胃运化、转输的功能失调，水谷之气不能分解化生成可被机体吸收利用的精微"而随尿排出，发为消渴。故王老说，脾失健运为消渴之枢要，健脾和胃乃治消渴之根本。王老自拟扶脾消渴汤，以人参、白术、山药为君，意在健脾；沙参、麦冬、玉竹、百合为臣，滋阴润肺，使肺气肃降，助脾敷散水谷精微；焦楂、内金为佐，助君药健脾消谷；陈皮、甘松、葛根三药为使，可调全身气机升降及水谷精微的代谢。全方从脾胃入手，有升有降，见效甚捷。

案二

康某，男，56岁，干部，初诊日期：1992年11月8日。

病人于20年前患糖尿病，一直服用消渴丸等治疗，血糖控制在7～9mmol/L之间，无明显"三多一少"症状。2年前体检时发现尿常规PRO（＋），RBC 2～4/HP，管型1～2/HP，近半年来经常感觉四肢麻木，双脚刺痛，夜间明显，伴灼热感，乏力倦怠，饮食量少，夜尿频，曾在外院查肌电图、双下肢血流图，诊断为"糖尿病，糖尿病肾病并发周围神经血管病变"，给予对症治疗，未见好转。舌质红，少苔，脉细。证属气阴两虚、瘀血阻络所致。治以益气养阴，活血通脉。

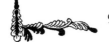

处方：太子参20g，白术15g，茯苓15g，麦冬20g，花粉20g，生地20g，川芎20g，红花20g，陈皮20g，当归20g，沙参20g，枸杞子20g，地龙15g，三七粉3g（冲服），赤药20g，鸡血藤20g。6剂，日1剂，水煎分3次口服。

二诊：1992年11月15日。

患者体力稍增，食欲尚可，四肢麻木似有减轻，双脚疼痛不缓解，舌淡红，苔薄，脉细弱。脾胃稍旺，瘀血未通，治疗侧重活血通脉。

上方去白术，加五灵脂20g，没药20g。6剂，日1剂，水煎分3次口服。

三诊：1992年11月21日。

四肢麻木明显减轻，双脚仍痛，夜间明显，灼热感消失，体力明显增加，食欲正常，夜尿仍频，舌淡红，苔白，脉细。患者脾胃功能渐恢复，阴虚内热亦减轻，目前主要矛盾是瘀血阻络日久，经脉失养。治疗上宜重在活血通脉。

处方：黄芪30g，当归20g，桂枝15g，生地20g，川芎20g，赤芍20g，地龙20g，桃仁15g，红花10g，五灵脂20g，没药15g，三七粉3g（冲服），地鳖虫5g，炮山甲5g，大枣12枚，坤草20g。6剂，日1剂，水煎分3次口服。

四诊：1992年11月27日。

病人四肢麻木及双脚疼痛明显减轻，夜尿次数减少，饮食尚可，大便稍溏，日2次，余无明显不适，舌淡红，苔薄白，脉细。此经脉渐通之征，效不更法，然活血之品过多，易伤脾胃，应注意顾护脾胃。

上方去地鳖虫，加炙甘草10g。6剂，日1剂，水煎分3次口服。

五诊：1992年12月4日。

双脚疼痛基本缓解，四末仍时麻木，饮食、二便正常，舌淡红，苔薄白，脉沉细。瘀血渐去，经脉已通，而失养之肌肤筋脉未尽恢复，故治疗仍以益气养血活血为主。

上方去地龙、没药、炮山甲、坤草，加麦冬20g，枸杞子20g，太子参20g，白术15g。10剂，日1剂，水煎分3次口服。

六诊：1992年12月15日。

双脚疼痛未作，四末麻木减轻，以夜间明显，余无不适，舌淡红，苔薄白，脉沉细。复查空腹血糖6.89mmol/L，尿常规：PRO（±），RBC 1～2/HP，未见管型。患者病情已稳定，肌肤筋脉恢复仍需缓慢调养，治宗前法，以巩固疗效。

上方去三七粉。10剂，日1剂，水煎分3次口服。

【按语】消渴病久不愈，致四肢肌肉麻木、疼痛、尿频、浮肿，其病机有三。其一，脾虚日久，气血生化乏源，四肢肌肉失于濡养。其二，脾虚气弱，推动无力，血行瘀滞。其三，脾虚日久，累及于肾，肾之气化无力。此时病情虚实夹杂，治宜首先健脾益气养阴、活血通脉，兼以补肾。在活血药中，王老善用五灵脂一药，并说，五灵脂最擅去微血管之瘀血而止痛，同时该药尚有和胃功能，故其用甚广。

案三

许某，女，62岁，初诊日期：1998年3月14日。

患者有糖尿病史10余年，近年来经常双手麻木，双下肢时感刺痛，逐渐加重，近1周胃中饱胀，食少纳呆，二便正常，夜不能眠，自带化验单，空腹血糖14mmol/L，尿糖（++++），形体消瘦，面色无华，舌红，苔白腻少津，脉细

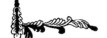

数。此乃消渴病日久不愈，气血不足，阴液亏虚，胃失所养而致。治宜健脾益气养血，滋阴和胃。

处方：太子参20g，白术15g，白芍20g，陈皮15g，焦山楂20g，内金15g，石斛20g，玉竹15g，麦冬20g，山药20g，川芎15g，当归20g，炒麦芽20g，苍术15g，厚朴10g，甘草10g。6剂，日1剂，水煎分3次口服。

二诊：1998年2月22日。

服上药3剂，胃脘胀满缓解，夜已能眠。6剂尽服已能安睡，手麻及双下肢刺痛亦减轻，食欲大增，舌红，苔白，脉细。患者病久，气虚血滞，予以益气活血养血，其痛麻自解。

前方去苍术、厚朴，加黄芪30g，鸡血藤20g，五灵脂20g。6剂，日1剂，水煎分3次口服。

三诊：1998年4月2日。

患者手麻及双下肢刺痛基本缓解，饮食、睡眠正常，复查空腹血糖8.6mmol/L，尿糖（＋），舌淡红，苔白，脉沉细。病情已得到控制，气虚血滞亦缓解，效不更法，仍进上方，去五灵脂，继服6剂以巩固疗效。

【按语】此案初诊时颇费心思，若按西医学理论，本病应属糖尿病周围血管病变，可投活血化瘀之品。然而，从中医理论分析，该病之初应为脾虚失运，水谷不化，日久由此导致气血亏虚，筋脉失养，且脾胃互为表里，脾虚日久，胃阴不足，胃络失和亦属常理。先贤云：胃不和则卧不安。宗此思路，拟健脾益气养血、滋阴和胃之法，3剂即获良效，随选活血通络之品以助之，则脉和痛安而愈。

案四

孙某，女，36岁，工人，初诊日期：1994年6月18日。

病人患 2 型糖尿病 8 年，口服多种降糖药，空腹血糖一直在 10mmol/L 左右波动，间或停药即出现"三多"症状，伴乏力，倦怠，消瘦。近半年来双手麻木，头晕，眼花，便溏，月经量少，色淡，舌淡红，苔薄白，脉细弱。

综合四诊，证属脾虚运化失司，水谷不化，气血生化乏源，头目、四末失养所致，治以健脾和胃、益气养血。

处方：人参 15g，炒白术 20g，茯苓 20g，山药 20g，葛根 20g，玉竹 20g，麦冬 20g，沙参 20g，百合 20g，生地 20g，陈皮 15g，甘松 15g，川芎 20g，当归 20g。10 剂，日 1 剂，水煎分 3 次口服。

嘱其降糖药可逐渐减量，10 天后停药。

二诊：1994 年 6 月 29 日。

乏力倦怠等症明显减轻，双手仍麻，便溏，日 1 次，降糖西药已停，未出现口渴、善饥等症，舌淡红，苔薄白，脉细。患者脾胃功能仍弱，气血不足。酌增健脾益气养血之药力。

上方加焦山楂 20g，内金 15g，黄芪 20g。10 剂，日 1 剂，水煎分 3 次口服。

三诊：1994 年 7 月 10 日。

自觉无明显乏力倦怠，双手麻木似减，大便仍溏，无"三多"症状，舌淡红，苔白，脉沉有力。脾胃渐健，气血渐复，双手仍麻，考虑为气血亏虚日久，经脉肌肤失养所致。可酌加活血养血之药。

上方去生地、百合、山药，加鸡血藤 20g。10 剂，日 1 剂，水煎分 3 次口服。

四诊：1994 年 7 月 21 日。

双手麻木基本缓解，大便正常，饮食定量，无口渴及多

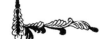

尿。复查空腹血糖 7.32mmol/L，舌淡白，苔白，脉沉细。患者病情得到控制，但血糖未正常，效不更法。

上方去黄芪。30 剂，日 1 剂，水煎分 3 次口服。

五诊：1994 年 8 月 25 日。

患者自觉无明显不适，已停药 4 天，复查空腹血糖 6.5mmol/L，舌淡红，苔白，脉沉有力。该患已告临床治愈，嘱其坚持服用人参归脾丸和六味地黄丸半年，以巩固疗效。

【按语】该患亦属糖尿病周围神经病变。中医谓脾虚日久，气血不足，阴液亏虚所致。治疗当健脾益气，滋阴和胃，养血活血。药用四君、四物酌加醒脾养阴之药，治疗月余，病情逐渐缓解。王老治病，善于在复杂的临床表现中抓住病机的主流，并针对主要病机辨证用药，其他兼证亦必随之而解。

案五

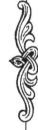

任某，女，58 岁，工人，初诊日期：1982 年 4 月 18 日。

患糖尿病 3 年，口渴，多饮，多尿，消瘦，口服消渴丸症状减轻，但血糖仍持续在 12mmol/L 以上，乏力倦怠，头晕，胸闷气短，血压波动在 160/100mmHg 左右，心电图提示心肌受累，舌暗红，苔薄，脉弦细。

证属脾虚不运，水谷不化，气血生化不足，气虚血行不畅所致。又因血虚，肝失所藏，肝阴不足，肝阳独亢，故治宜健脾益气养血，佐以滋阴潜阳。

处方：太子参 20g，白术 20g，陈皮 15g，甘松 20g，焦山楂 20g，内金 20g，葛根 20g，沙参 20g，麦冬 20g，百谷

20g，玉竹 15g，菊花 20g，生地 20g。6 剂，日 1 剂，水煎分 3 次口服。

二诊：1982 年 4 月 25 日。

"三多"症状减轻，体力增加，头晕明显好转，仍感胸闷，舌红苔薄，脉弦细。气虚血行无力，胸阳不展，治宜兼顾益气活血。

上方加黄芪 30g，当归 20g，川芎 20g，丹参 30g。6 剂，日 1 剂，水煎分 3 次口服。

三诊：1982 年 5 月 3 日。

"三多"症状基本缓解，无明显头晕，夜间仍感胸闷，无乏力倦怠，舌淡红，苔白，脉弦。脾虚渐复，胸阳仍不振。治宜酌加振奋胸阳之药。

上方加薤白 15g，桂枝 15g。6 剂，日 1 剂，水煎分 3 次口服。

四诊：1982 年 5 月 10 日。

患者自觉无明显不适，饮食定量，二便正常，舌淡红，苔白，脉弦。复查空腹血糖 7.2mmol/L，心电图大致正常，血压 150/90mmHg，效不更法。

上方去桂枝、生地。10 剂，日 1 剂，水煎分 3 次口服。

【按语】该患为糖尿病合并高血压、冠心病，其病机变化极为复杂。王老抓住脾虚气血不足、阴精亏虚这一病机主线，以治本为主，兼以活血养血通脉，虽不刻意追求治疗高血压、冠心病，而随着主症好转，其他兼症亦随之缓解。故王老说：治病如同处事，一定要抓住主要矛盾，消渴病变化多端，但其主要矛盾仍然是脾虚。此言足以明示后人。

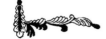

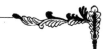

胃及十二指肠溃疡

案一

李某，女，39 岁，职员，初诊日期：1984 年 11 月 6 日。

胃脘部疼痛 1 年多，以隐痛为主，进食后稍缓解，受寒凉则加重，时返酸水，嗳气频作，食少纳呆，乏力倦怠，便溏，曾在某医院作钡透，诊为"慢性胃炎、十二指肠球部溃疡"，给予胃舒平、胃仙 U 等药物治疗，时好时犯。查：面色萎黄，形体消瘦，上腹部压痛明显，舌淡，苔白，脉细弱。

四诊合参，证属脾胃虚弱，运化失司所致。治以健脾益气，养阴和胃。

处方：太子参 20g，炒白术 15g，茯苓 20g，炙甘草 15g，陈皮 15g，半夏 15g，木香 15g，砂仁 10g，甘松 20g，内金 20g，焦山楂 20g，玉竹 20g。6 剂，日 1 剂，水煎分 3 次口服。

二诊：1984 年 11 月 13 日。

上腹痛明显减轻，食欲增加，无返酸嗳气，仍乏力倦怠，便溏，舌淡，苔白，脉细弱。脾胃渐复，气血仍虚，治依前法，酌加益气养血之药。

上方加黄芪 30g，当归 20g，山药 20g。6 剂，日 1 剂，水煎分 3 次口服。

三诊：1984 年 11 月 20 日。

胃脘部疼痛缓解，食欲正常，体力增加，二便正常。舌淡红，苔薄白，脉沉稍弱。前方奏效，胃痛已除。改为香砂养胃丸，每次 1 丸，日 3 次口服，连服 3 周以巩固疗效。

案二

张某，男，42 岁，初诊日期：1982 年 10 月 10 日。

自述胃脘胀满疼痛，其痛连胸胁，每于情绪激动时发作，常值中午饥饿时痛甚，时有呃逆，吞酸，自觉胃脘灼热嘈杂，烦闷不适。察其舌苔薄黄，诊之六脉有力，两关弦甚。

证属肝气郁结、横逆犯胃之胃脘痛。治宜疏肝理气、调和肝胃。方用柴胡疏肝散合左金丸加味。

处方：柴胡 15g，丹参 15g，白芍 20g，川芎 15g，香附 15g，陈皮 15g，佛手 15g，黄连 10g，吴茱萸 15g，蒲公英 20g，元胡 20g，旋覆花 10g（包煎），甘草 6g，瓦楞子 15g（煅）。3 剂，水煎服。

二诊：1982 年 10 月 14 日。

服药后，痛减胀消，脉显和缓，再进补脾和胃之剂。

处方：柴胡 15g，白芍 20g，川芎 15g，陈皮 15g，牡蛎 20g（煅），贝母 15g，白术 20g，乌贼骨 20g，砂仁 10g，神曲 15g，炙甘草 10g。6 剂，水煎服。

嘱其尽剂后继服香砂养胃丸以善后，并注意调节饮食，忌食生冷，保持乐观，以期早愈。半年后随访，诸症悉除，已能坚持上班。

案三

程某，男，48 岁，初诊日期：1975 年 10 月 21 日。

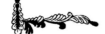

自述胃脘隐痛，厚衣则适，得温即减，时吐清水，嗳气泛酸，纳食减少，神疲乏力，手足每感不温，大便常见稀薄。舌胖质淡，苔白滑而润，脉浮取不应，沉取细弱。

证属脾胃阳虚、湿聚饮停之胃脘痛。治宜温中健脾、和胃化湿止痛。方用附子理中汤合二陈汤加味。

处方：制附子 10g，党参 20g，焦白术 20g，干姜 7.5g，陈皮 15g，法半夏 15g，云苓 15g，甘草 10g，吴茱萸 10g，代赭石 15g。3 剂，水煎服。

二诊：1975 年 10 月 25 日。

上方服后，脘痛有减，大便成形，口吐清水已止，唯觉神疲乏力。遂拟黄芪建中汤加减，以温中止痛。

处方：黄芪 30g，白芍 20g，桂枝 10g，干姜 10g，吴茱萸 10g，陈皮 15g，山药 25g，薏苡仁 25g，贝母 10g，炙甘草 10g，大枣 5 枚。5 剂，水煎服。

三诊：1975 年 10 月 31 日。

诸症皆除。仍嘱其常服健脾丸，每日 1 丸，以巩固疗效。

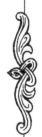

案四

刘某，女，49 岁，初诊日期：1979 年 6 月 8 日。

患者胃痛年久，曾被诊断为"慢性胃溃疡"，由于延宕失治，近来病情加重，来院求诊。察其症，胃部疼痛而拒按，且痛有定处，如锥刺难忍，夜间痛甚，连及胁背，食少腹胀，面色青晦，舌紫黯，脉弦紧而涩。

证属气滞血瘀之胃脘痛，治宜活血化瘀、理气止痛，方用血府逐瘀汤加减。

处方：当归 20g，生地 20g，桃仁 10g，红花 10g，赤芍

15g，蒲公英 20g，枳壳 10g，桂枝 10g，川牛膝 20g，党参 20g，柴胡 15g，五灵脂 15g，蒲黄 10g，香附 10g，甘草 10g。3 剂，水煎服。

二诊：1979 年 6 月 12 日。

服上药，自觉胃痛稍有减轻，腹胀大消，饮食有增。守法再投。

处方：当归 20g，白术 20g，桃仁 10g，红花 10g，枳壳 10g，白芍 20g，元胡 20g，蒲公英 20g，五灵脂 20g，川楝子 15g，青皮 10g，川牛膝 20g，党参 20g，甘草 10g。3 剂，水煎服。

三诊：1979 年 6 月 16 日。

服上药胃已不痛，纳食渐增，夜能安卧。为巩固疗效，守原方续服 10 剂，诸症皆无。

【按语】胃及十二指肠溃疡中医属胃痛范畴，其痛多有规律，或饥饿痛，或进食后痛，或夜间痛；其辨证重点要抓住寒热虚实。案一、案三同为虚证，案一以脾胃虚弱，运化受纳失司为主；案三脾胃阳虚，兼水饮内停，故两者治法迥异。案二、案四皆属实证，前者为肝气郁滞，横逆犯胃；后者则为瘀血阻闭胃络，气机受阻，其治法亦截然不同。王老说：人之病，胃痛最多，论其治，以调理气机为最要。调气机即所谓"通"，有温、凉、补、泻、行气、活血之别，一定要根据病机善选治法方药。

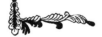

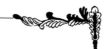

慢性胃炎

案一

胡某，男，34 岁，职员，初诊日期：1996 年 4 月 6 日。

上腹痛年余，以隐痛为主，受寒凉时加重，腹部有凉气走窜感，矢气后稍舒，乏力倦怠，畏寒肢冷，食少纳呆，大便溏，每日晨起及早餐后排便，便前腹痛，便后缓解，无脓血及粘液。曾查胃镜及纤维结肠镜诊断为"慢性胃炎"和"慢性肠炎"。查：形体消瘦，四肢欠温，舌淡，苔白润，脉细弱。证属脾肾阳虚，温煦失职，肝胃不和，气机不畅所致。治以温补脾肾，行气和胃。

处方：柴胡 15g，陈皮 15g，党参 20g，山药 20g，白芍 20g，白术 20g，苍术 20g，白果 20g，小茴香 15g，破故纸 20g，干姜 10g，桂心 10g，合欢皮 15g，乌药 15g。3 剂，日 1 剂，水煎分 3 次口服。

二诊：1996 年 4 月 10 日。

上腹痛及畏寒凉明显减轻，食欲稍增，大便仍溏，晨起一次，便前轻微腹痛，舌淡红，苔白，脉沉细。方药已切中病机，但脾胃仍虚，治宗前法，侧重健脾和胃。上方去乌药，加砂仁 15g，甘松 20g。7 剂，日 1 剂，水煎分 3 次口服。

三诊：1996 年 4 月 17 日。

患者腹痛缓解，无明显畏寒，食欲明显增加，大便成形，日1次，便前已无腹痛，舌淡红，苔白，脉沉细。病人脾肾阳虚基本缓解，气机舒畅。效不更法。上方去桂心、小茴香。6剂，日1剂，水煎分3次口服。

四诊：1996年4月28日。

患者自觉无明显不适，仍感活动后易疲劳，饮食、睡眠及二便正常，舌淡红，苔白，脉沉。病人脏腑调和，气机舒畅，然正气恢复尚需时日，依前法佐以益气养血以扶助正气。上方去干姜、破故纸、苍术、白术，加黄芪30g、当归20g。6剂，日1剂，水煎口服。

案二

历某，男，42岁，工人，初诊日期：1994年10月6日。

患者平素嗜酒。近一年来经常上腹疼痛，饱胀，进食后明显，疼痛无明显规律，时返酸，食少纳呆，乏力，倦怠，大便时溏，曾在外院做钡餐透视诊断为"慢性胃炎，胃黏膜脱垂"，口服中西药治疗效果不显。舌质淡红，苔黄腻，脉沉滑。证属肥甘醇酒碍阻脾胃运化，湿邪内停，郁久化热所致。治宜清热燥湿，健脾和胃。

处方：党参20g，茯苓20g，白术15g，苍术20g，炙甘草20g，厚朴15g，陈皮15g，黄连10g，黄芩15g，半夏15g，枳实15g，竹茹15g。7剂，日1剂，水煎分3次口服。

二诊：1994年10月13日。

胃脘胀痛明显减轻，无返酸，饮食量少，仍乏力倦怠，大便成形，舌淡红，苔黄，脉滑。此湿邪渐去，郁热未清，脾胃未健之象。治宜侧重健脾和胃，清泻郁热。上方去苍术，加连翘 15g、焦三仙各 15g、栀子 15g。7 剂，日 1 剂，水煎分 3 次口服。

三诊：1994 年 10 月 20 日。

胃脘胀痛缓解，食欲增加，仍感乏力，易疲劳，舌淡红，脉沉弱。病人湿热已除，脾胃渐和，正气未复。治宜扶正为主。上方去黄芩、栀子、半夏、枳壳、竹茹，加黄芪 30g，当归 20g。7 剂，日 1 剂，水煎分 3 次口服。

四诊：1994 年 10 月 29 日。

病人自觉无明显不适，仅活动后易疲劳，饮食及二便均正常，舌淡红，苔白，脉沉。此湿热尽去、正气渐复之征。效不更法，上方去连翘。6 剂，日 1 剂，水煎分 3 次口服。

注：此患者 2 个月后复查钡餐透视，已完全恢复正常，追踪 1 年，未再复发。

案三

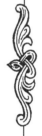

魏某，男，52 岁，职员，初诊日期：1993 年 9 月 10 日。

胃脘部隐痛 1 年余，伴食少纳呆，乏力倦怠，时恶心，无返酸及呕吐，曾在某院查胃镜示：萎缩性胃炎，伴肠上皮化生。口服多种中西药治疗无效。形体渐瘦，面色萎黄，手足心热，舌红无苔，脉细弱。查血常规：WBC 3.6×10^9/L，Sg 0.62，L 0.24，E 0.02，M 0.02，RBC 2.6×10^{12}/L，Hb 90g/L，PLT 108×10^9L，西医诊断：萎缩性胃炎，营养性贫血。中医证属胃阴不足，脾虚不运，气血生化乏源，脏腑失于濡养所致，治以滋阴和胃、健脾益气养血。

处方：太子参 20g，白术 15g，云苓 20g，炙甘草 15g，陈皮 15g，砂仁 10g，麦冬 20g，枸杞 20g，玉竹 20g，石斛

15g，沙参20g，半夏15g，大枣10枚，生地20g。7剂，日1剂，水煎分3次口服。

二诊：1993年9月18日。

胃脘隐痛未减，食欲稍增，已不恶心，仍乏力，手足心热，舌红少苔，脉细弱。药已合病机，虑及久病胃络瘀滞，故佐以活血化瘀。上方加五灵脂15g、焦山楂20g。7剂，日1剂，水煎分3次口服。

三诊：1993年9月25日。

胃脘痛明显减轻，食欲增加，乏力及手足心热亦好转，舌红，苔薄，脉细。脾胃渐复，气血仍不足，仍宗前法，酌加益气养血之品。上方去半夏，加黄芪20g、当归20g。7剂，日1剂，水煎分3次口服。

四诊：1993年10月4日。

胃痛缓解，饮食及二便正常，手足心热消失，仍轻度乏力，体重增加，面色已现红晕，舌红，苔薄，脉沉细。脾胃气阴渐充，气血渐复，效不更法。上方去五灵脂、生地。10剂，日1剂，水煎分3次口服。

五诊：1993年10月14日。

胃痛未作，饮食及二便正常，已无乏力感觉，舌淡红，苔薄，脉沉细。复查血常规正常，胃镜示：浅表性胃炎。继服上方15剂以巩固疗效。

案四

黄某，男，46岁，干部，初诊日期：1995年7月11日。

胃脘部隐痛胀闷1年余，伴胃脘灼热，食少纳呆，口干咽燥，大便燥结，乏力倦怠，手足心热。曾在某院查胃镜诊

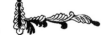

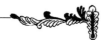

断为"萎缩性胃炎"，中西药治疗无效。面色无华，舌红无苔，脉细弱。证属阴虚胃络失濡所致，治以滋阴清热、和胃止痛。

处方：百合 30g，生地 20g，石斛 20g，麦冬 20g，荷叶 5g，连翘 15g，焦曲 15g，白芍 20g，甘草 15g。12 剂，日 1 剂，水煎分 3 次饭前口服。

二诊：1995 年 7 月 23 日。

胃脘灼热隐痛明显缓解，食后稍感胀闷不舒，食欲增加，口干咽燥明显缓解，大便通畅，仍乏力，手足心热，舌红少苔，脉细。胃阴虚稍减，受纳及运化之功未复，气血不足，治宜在前法基础上酌加健脾益气养血之药。上方加白术 15g，焦山楂 30g，当归 15g，太子参 15g。12 剂，日 1 剂，水煎分 3 次饭前口服。

三诊：1995 年 8 月 4 日。

胃脘胀痛灼热基本缓解，食欲正常，乏力及手足心热亦明显减轻，舌红，苔薄，脉细。阴液渐增，气血渐复，宗前法，以平衡阴阳气血为宜。上方去生地、连翘，加陈皮 15g。12 剂，日 1 剂，水煎分 3 次口服。

四诊：1995 年 8 月 16 日。

患者自觉症状缓解，饮食及二便正常，唯舌质仍红，苔薄，脉细。此阴液仍未尽复之象，以养胃汤为主调理善后。百合 25g，玉竹 15g，石斛 20g，麦冬 5g，荷叶 5g，砂仁 10g，陈皮 15g，甘松 10g。12 剂，日 1 剂，水煎分 3 次口服。

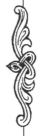

案五

王某，男，42 岁，工人，初诊日期：1994 年 6 月

8 日。

胃脘部疼痛半年余，以隐痛为主，食后腹胀，伴反胃泛酸，胸骨后有烧灼感，纳差，夜眠欠佳，乏力，倦怠，时伴胁胀，舌淡红，苔黄，脉弦。查肝功、乙肝两对半及丙肝抗体均正常，X 线钡餐透视示：反流性胃炎，食管炎。中医证属肝气郁结，日久化火，横逆犯胃，胃失和降所致。治以疏肝清热，和胃降逆。

处方：柴胡 15g，栀子 20g，黄连 10g，吴茱萸 10g，陈皮 15g，半夏 15g，云苓 20g，甘草 15g，枳实 15g，竹茹 15g，苍术 15g，厚朴 15g。6 剂，日 1 剂，水煎分 3 次口服。

二诊：1994 年 6 月 13 日。

胃脘痛胀稍减，已无返酸反胃及胸骨后烧灼感，夜眠较前好转，食欲亦增，仍乏力，舌淡红，苔薄黄，脉弦。胃降和顺，肝气稍舒，久病脾胃未复，治宜增加扶脾和胃之品。上方去柴胡、栀子、苍术，加太子参 20g，白术 15g，砂仁 15g。6 剂，日 1 剂，水煎分 3 次口服。

三诊：1994 年 6 月 20 日。

胃痛基本缓解，饮食及二便正常，仍乏力，偶感右胁胀，舌淡红，苔白，脉弦。病去大半，肝脉郁滞仍未尽清，正气未尽复，仍宗前法治疗。上方去黄连、吴茱萸、枳实，加枳壳 15g、香橼 20g、郁金 20g。6 剂，日 1 剂，水煎分 3 次口服。

四诊：1994 年 6 月 27 日。

病人自觉无明显不适，饮食及二便均正常，体力充沛，胁胀亦消，舌淡红，苔白，脉和。此肝胃已和，脾气亦健，脉复病愈之征。嘱其调饮食、舒情志以善其后。

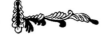

【按语】 慢性胃炎亦属胃痛范畴，然其痛多无规律，或刺痛，或胀痛，或隐痛，或痛处不移，或走窜不定。其为病，多责之于脾胃及肝肾。案一中本有脾肾阳虚，复因肝胃不和、气机不畅而引起，治疗当以标本同治为宜。案二为湿邪困脾，湿邪郁久化热，阻滞中焦气机所致，治疗应清热燥湿、健脾和胃并重。案三、案四均为胃阴不足之病，而前者兼有脾虚失运，气血生化不足，后者变生虚火灼津，辨治中亦应详察。案五病因肝火犯胃，胃失和降，然肝旺必克脾土，当先实脾，故在治疗中清泻肝火、和胃降逆，同时勿忘健脾。总之，虽有胃痛以通为治，亦应通循其因，通守其法，切不可以通统之。

呃　　逆

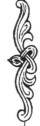

齐某，女，38 岁，职员，初诊日期：1996 年 3 月 21 日。

顽固性呃逆 3 个月，并严重影响睡眠，情绪低落，食少纳呆，便溏，形体渐瘦。经多家医院查 B 超、胃肠钡透、头部 CT 等均未确诊，肌肉注射阿托品可缓解 1～2 小时。舌红绛，苔黄腻，脉弦滑。追问病史，发病前 1 日曾过食肥甘，饮白酒约半斤，啤酒数瓶。此乃酒食伤胃，受纳迟滞，胃气上逆所致。治宜消食导滞、降逆和胃。

处方：陈皮 15g，半夏 15g，云苓 20g，甘草 15g，栀子 15g，连翘 20g，黄连 10g，黄芩 10g，竹茹 15g，焦山楂 30g，大黄 10g，枳实 10g，川朴 15g，赭石 25g。3 剂，日 1 剂，水

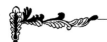

煎频服。

二诊：1996年3月24日。

上药服2剂后呃逆已止，饮食少增，自觉乏力，疲倦，大便仍溏，余无明显不适。此积滞已去，胃气亦和，正气未复之象，治以健脾和胃、益气养血为主，以巩固疗效。

处方：党参20g，白术15g，云苓20g，甘草15g，木香15g，砂仁15g，陈皮15g，半夏15g，焦三仙各15g。3剂，日1剂，水煎分3次口服。

【按语】呃逆总由胃气上逆动膈而成。本例因暴饮暴食，损伤脾胃所致，病经3个月而不愈，虽现虚象，而舌脉仍主邪实，故径入消食、化痰、降逆之品，正《素问·至真要大论》"必优其所主而先其所因"之意，待其病机顿挫，虚象皆现，乃予补虚扶正而善其后。

呕　　吐

案一

康某，男，19岁，学生，初诊日期：1986年4月11日。

患者反复发作性呕吐6年，常因情志不遂，进食过量而诱发，呕吐多出现在进食后20分钟至半小时之间，无腹痛、恶心及腹泻等伴随症状，吐后宛如常人。近半年来呕吐频繁，每2~3天发作1次，由于不能正常饮食而常感乏力倦怠，消瘦，面色无华，舌质淡，苔白稍腻，脉细弱。

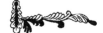

胃十二指肠钡餐透视显示：贲门松弛，胃及十二指肠未见异常。

四诊合参，证属脾胃虚弱，受纳失司，肝木乘之所致，其治疗重在实脾和胃，兼以柔肝。

处方：太子参 20g，炒白术 15g，内金 15g，陈皮 15g，白芍 20g，半夏 15g，竹茹 15g，大枣 10 枚，苏叶 10g，黄连 7.5g。6 剂，日 1 剂，水煎分 3 次饭前 20 分钟口服。

二诊：1986 年 4 月 20 日。

服药后未再呕吐，能正常进食，仍感乏力，舌淡，苔白，脉细弱。此久虚未复之故，宜缓补之。

处方：上方去黄连、苏叶、竹茹、半夏，加香附 15g，佛手 15g，焦山楂 20g。10 剂，日 1 剂，水煎分 3 次口服。

【按语】呕吐乃常见之症，但如此例病程之长，久治无效者鲜有之。初诊之时亦颇为费解，但细研病机，尚可明了。何以中西药治疗无效呢？其原因在于多数医生只注重降逆止呕，未调和肝脾，故屡治无功。本方立法甚为明了简单，只有苏叶、黄连二味，故名苏黄散，其亦升亦降，调理气机，配和主方和胃止吐，效果甚佳，在治疗其他疾病引起的呕吐时也常辅用，且屡用屡效。

案二

潘某，女，32 岁，农民，初诊日期：1968 年 6 月 20 日。

患者于 3 天前被他人以粪淋头，回家后即呕吐不止，不能进食，经当地卫生院注射爱茂尔、654－2 等药可暂时控制，药效一过，呕吐如前，面容憔悴，舌红，苔黄稍腻，脉细数。证属气机郁闭、肝火犯胃所致。治宜行气开郁、清泻

肝火。

处方：苏梗20g，黄连10g。3剂，日1剂，水煎分2次口服。

【按语】该患服上方1剂，呕吐即止。3剂后未再反复。本方源于苏黄散，但苏黄散中苏叶轻清表散，苏梗却具芳香理气开闭之功，故用苏梗易苏叶，配以善于清泻肝火之黄连，切中病机，故能速愈。

案三

申某，女，42岁，工人，初诊日期：1994年6月11日。

胃脘部疼痛3年，近半月来疼痛加重，胀满，1周前始伴恶心、呕吐，近2日食入1小时即吐，腹痛拒按，畏寒，四末不温，舌淡，苔白根腻，脉滑无力。证属脾胃虚弱，痰饮内停，胃失和降所致。治以温化痰饮，和胃降逆。

处方：陈皮15g，半夏15g，云苓15g，炙甘草15g，枳实15g，竹茹15g，吴茱萸15g，黄连10g，椒目10g，防己10g，苍术15g，川军10g，生姜4片。3剂，日1剂，水煎分3次口服。

二诊：1994年6月14日。

腹胀痛及恶心呕吐均减轻，已能少量进流食，大便稀溏，日2次，仍畏寒，舌淡，苔白根腻，脉滑无力。胃气已和，痰饮尚未尽去，脾胃仍虚。治宗前法，酌增温脾益胃之品。上方加桂枝15g，砂仁10g。4剂，日1剂，水煎分3次口服。

三诊：1994年6月19日。

腹胀痛及恶心呕吐缓解，能正常进食，仍乏力倦怠，大

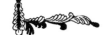

便溏，日2次，舌淡，苔白，脉弱。此痰饮已去，脾胃仍虚之象，治宜健脾和胃为主。

处方：党参15g，白术15g，云苓20g，陈皮15g，半夏15g，木香10g，砂仁10g，桂枝10g，炙甘草15g，甘松15g。6剂，日1剂，水煎分3次口服。

四诊：1994年6月26日。

病人仍轻度乏力倦怠，畏寒已解，余症悉除，饮食及二便正常，舌淡红，苔白，脉弱。此邪去正气未复之征，治宜健脾益气为主，以巩固疗效。前方去桂枝，加黄芪30g，当归20g。6剂，日1剂，水煎分3次口服。

案四

辛某，女，36岁，干部，初诊日期：1999年5月11日。

病人于1周前无明显诱因出现呕吐，每次均发生于进食后5～10分钟，食物吐尽则缓解如常，无厌油及腹胀腹痛，末次月经5月6日结束。曾查腹平片及胃镜均未见异常，注射爱茂尔、胃复安等可缓解，停药复发。近日神疲乏力，体重下降，面色无华，舌淡红，苔薄黄，脉细弱，患者平素性情抑郁，经期乳房、小腹胀痛。证属肝胃不和，胃失受纳，胃气上逆所致。治以调肝和胃、降逆止呕。

处方：陈皮15g，枳实15g，半夏15g，茯苓20g，甘草15g，黄连10g，竹茹15g，苏叶10g。3剂，日1剂，水煎分3次口服。

二诊：1999年5月15日。

上方服用1剂呕吐即止，能少量进食，但食欲仍差，乏力倦怠，舌淡红，苔薄黄，脉细弱。此病后胃气不足之征，

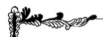

治宜健脾和胃为主，以巩固疗效。上方去黄连，加党参 15g、砂仁 10g。6 剂，日 1 剂，水煎分 3 次口服。

【按语】呕吐总由胃失和降所致；然而其病因较多，病机变化复杂，临床亦应详察。案例三为脾胃虚弱，痰饮内停，胃失和降所致，故首诊、二诊均以温化痰湿为主，痰湿去则呕吐止，然后再调补脾胃，以治其本。案四为肝胃不和、胃气上逆所致呕吐，治疗即以调和肝胃而愈。凡病一定要审证求因，治疗应注意标本缓急次序先后，否则必事倍功半。

厌　食

刘某，女，22 岁，工人，初诊日期：1996 年 7 月 21 日。

患者于半年前开始减肥，3 个月体重下降 30 余斤，此后见到食物即恶心，严重时呕吐苦水，经多方治疗无效。乏力倦怠，形体消瘦，面色无华，神情呆滞，舌淡，苔白，脉濡。此脾胃衰弱、气血不足之征。治以醒脾和胃、行气通腑。

处方：太子参 20g，白术 20g，陈皮 20g，砂仁 10g，甘松 20g，半夏 10g，木香 15g，莱菔子 15g，内金 15g，焦三仙各 10g，川军 7.5g。3 剂，日 1 剂，水煎分 3 次服。

【按语】此患服 1 剂自觉腹鸣，2 剂未尽已有食欲。该患虽不能食，但与一般厌食又有不同，本病源于节食日久，脾胃废用，受纳运化功能衰退而致，故投以醒脾和胃、行气

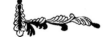

通腑之药能速见效。若一味止吐，安能收功？

胃　石

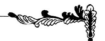

案一

颜某，女，58 岁，退休工人，初诊日期：1974 年 11 月 16 日。

病人于 10 天前进食红薯后，吃柿子 2 个即感胃脘不舒，逐渐加重，近 1 周出现胃脘胀满，疼痛，伴烧灼感，食后恶心，呕吐，大便干燥，查胃镜示：胃内结石，伴胃炎。查：腹平软，上腹可触及硬块，压痛明显，面色无华，舌红，苔黄腻，脉沉弦。证属素体脾胃虚弱，暴食难消，与气血互结胃中，渐成结块。治以消积导滞，健脾和胃。

处方：陈皮 15g，半夏 15g，枳实 15g，川军 10g，槟榔 15g，三棱 10g，内金 20g，莱菔子 15g，焦三仙各 15g，木香 15g，白术 10g，甘草 15g。3 剂，日 1 剂，水煎分 3 次口服。

二诊：1974 年 11 月 20 日。

胃脘痛胀缓解，饮食量增，无恶心呕吐，大便通畅，腹平软，硬块已消，舌红，苔黄，脉弦。积滞已去，脾胃亦和，告愈。嘱其服香砂养胃丸，每次 1 丸，日 2 次，连用 2 周，调理脾胃以善其后。

案二

杨某，女，48 岁，干部，初诊日期：1993 年 10 月

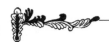

11 日。

病人于半月前空腹食黑枣半斤余，随即出现上腹疼痛，胀满，食欲减退，大便干燥，自服气滞胃痛冲剂无效，疼痛逐渐加重。到某院查胃镜诊断为"胃内结石"，建议手术治货，患者难以接受而求治于中医。查：神志清楚，痛苦面容，形体消瘦，腹平软，左上腹可触及一鸡卵大的包块，质硬，压痛明显，舌质红，苔薄白，脉沉无力。证属脾胃虚弱，暴食停积，阻碍气机，食物与气血互结中焦而致。治以消积导滞，健脾和胃。

处方：枳实 15g，白术 20g，木香 15g，焦三仙各 15g，内金 25g，陈皮 15g，茯苓 20g，槟榔 15g，大黄 15g，三棱 10g，莱菔子 20g。6 剂，日 1 剂，水煎分 3 次口服。

二诊：1993 年 10 月 18 日。

患者腹胀缓解，胃脘部仍时隐痛不适，饮食少，稍乏力，大便溏，日 1 次。查：左上腹仍轻度压痛，硬块已消失，舌淡红，苔薄，脉弱。此积块已消，气机亦畅，唯脾胃虚弱未复，治宜健脾和胃、益气养血为主以善其后。

处方：太子参 20g，白术 15g，茯苓 20g，炙甘草 15g，陈皮 15g，半夏 10g，木香 15g，砂仁 10g，山药 20g，焦三仙各 15g。6 剂，日 1 剂，水煎分 3 次口服。

【按语】胃石症，中医属癥积的一种类型，多因素体脾胃虚弱，运化迟滞，复加暴饮暴食，重伤脾胃，食积停滞与气血互结所致，正如《诸病源候论·癥瘕候》所说："暴癥者，由脏腑虚弱，食生冷之物，脏即虚弱，不能消之，结聚成块……"治疗上依据《内经》"坚者削之，留者攻之，结者散之，客者除之"之法，拟以消积导滞、健脾和胃，方用枳术保和丸加味。方中枳实为主药，苦泄辛散，行气之力较猛，具有破气消痞之作用，与白术配伍，健脾以增化积之力；焦三仙、莱菔子、木香均具有行气、消痞、除胀之效；茯苓、陈皮健脾和胃，调理气机；三棱、内金伍用有化石破积之妙；大黄、槟榔攻坚泻热下积，可促使已消散之积块排出。诸药合用，消坚攻坚之力专，破结散癥之效宏，故有药到病除之效。

胃 扭 转

刘某，男，56岁，干部，初诊日期：1991年5月8日。

反复胃脘不适，食后腹胀，时恶心半年。1周前饮食后活动诱发胃脘部疼痛，恶心，呕吐，吐出不消化食物，吐后痛减，伴口干口渴，到某医院就诊，经查肝功、B超均未见异常，对症治疗3天，症状不缓解，转某省级医院，经X线钡餐透视，诊断为"胃扭转"，患者拒绝手术治疗而来诊。症见：表情痛苦，面色无华，形体消瘦，舌质红绛，苔薄少津，脉细无力。证属素体脾胃气虚，运化迟滞，气机郁结，胃失和降所致。治宜行气健脾，和胃降逆。

处方：大安汤合二陈汤加减。橘红15g，半夏15g，茯苓10g，竹茹15g，苏叶15g，枳壳20g，莱菔子15g，甘松15g，连翘15g，木香10g，砂仁10g。3剂，日1剂水煎，每次少量频服。

二诊：1991年5月12日。

呕吐缓解，胃痛减轻，能进流食，胃中嘈杂，胀满。此

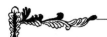

胃气虽降，郁热未清。予前方加黄连 5g。6 剂，水煎服。

三诊：1991 年 5 月 18 日。

未再呕吐，胃中仍感不适，能进软食，神疲乏力，舌红绛，少苔，脉细。此素体脾胃虚弱，复被郁热灼伤胃阴所致。治以益气醒脾，养阴和胃。

处方：养胃汤加减。党参 30g，麦冬 15g，石斛 15g，山药 15g，白术 15g，神曲 15g，陈皮 15g，荷叶 15g，甘草 10g，半夏 10g，甘松 10g。10 剂，水煎，日 1 剂，分 3 次口服。

四诊：1991 年 5 月 28 日。

食后胃中仍不适，余症悉除，食欲良好，二便正常，舌淡红，苔薄白，脉滑稍弱。此病邪虽去，正气未复之象。予保和丸，每次 1 丸，日 2 次口服，以助脾胃之腐熟水谷及运化功能，巩固疗效。

【按语】胃扭转属中医"反胃""呕吐"范畴。本例素体胃气虚弱，复因起居失调而致胃气上逆，食入辄吐；水谷乏源，胃失所养，必致胃阴不足。故王老认为，此种情况最忌苦寒攻伐之品，虽云降逆，亦应轻灵。服药之法必少量频服，方不伤胃气。虽为末节，为医者亦不可轻视。

腹　　痛

齐某，男，48 岁，医生，初诊日期：1984 年 6 月 11 日。

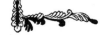

发作性腹痛 1 周，以右下腹剧痛为主，恶心，未吐，无发热及恶寒，发作时肌注吗啡及杜冷丁可缓解，约 2 小时，疼痛复作，曾在鞍山某医院系统检查未能确诊，家属拒绝剖腹探查而来诊。查：腹壁紧张，右下腹似有包块，疼痛拒按，舌淡红，苔白，脉弦。证属寒凝肝脉所致之腹痛，治宜温经散寒、行气止痛。

处方：倒气汤。川楝子 15g，小茴香 15g，木香 15g，吴茱萸 15g。3 剂，日 1 剂，水煎分 2 次口服。服药 1 剂痛止，3 剂服尽，疼痛未再复发。

【按语】本证即医典所载之内疝，多由情志不舒，复感寒邪；或外感寒邪，凝滞肝脉，气血凝滞而致。倒气汤方简药精，小茴香、吴茱萸均入肝经，温经散寒之力甚著；木香性温，入脾、胃、大肠经，川楝性寒，入肝经，二药皆具行气止痛之效。四味伍用，切中本病病机，故能速效。

咳　　嗽

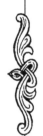

案一

席某，男，52 岁，干部，初诊日期：1996 年 3 月 6 日。

患者平素嗜食肥甘，形体肥胖。半年前感冒诱发咳嗽，迁延反复不愈，经口服抗生素及中药止咳药效不显，咯痰色白量多，晨起尤甚，伴胸闷脘痞，纳食不香，便溏，日 1~2

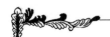

次，倦怠喜卧，乏力懒言，舌淡胖，有齿痕，苔白腻，脉滑。证属脾虚失运，水湿聚而生痰，上蓄于肺，肺失清肃所致。治法：以治本为主，健脾燥湿，化痰止咳。

处方：陈皮 15g，半夏 15g，茯苓 20g，甘草 15g，苍术 20g，白术 15g，桔梗 20g，苏梗 20g，瓜蒌 15g，杏仁 20g。3 剂，日 1 剂，水煎分 3 次口服。

二诊：1996 年 3 月 9 日。

咳痰量减，纳食量增，余症无明显变化，舌淡，苔白稍腻，脉滑。痰湿虽减，但脾虚仍未明显恢复，治宜侧重健脾燥湿化痰。上方加胆星 10g，菖蒲 15g，川朴 15g，党参 20g。6 剂，日 1 剂，水煎分 3 次口服。

三诊：1996 年 3 月 15 日。

咳嗽咯痰明显减轻，胸闷脘痞缓解，饮食及二便正常，体力亦渐恢复，舌淡红，苔白，脉滑。患者脾气渐旺，痰湿渐化。效不更法，以前方去菖蒲、川朴，加砂仁 15g。6 剂，日 1 剂，水煎分 3 次口服。

四诊：1996 年 3 月 21 日。

咳嗽咯痰缓解，胸闷等症消失，唯感倦怠，易疲劳，饮食及二便正常，舌淡红，苔白，脉滑。此痰湿已去，脾气未复之象。治宜健脾益气，以巩固疗效。

处方：陈皮 15g，半夏 15g，云苓 20g，炙甘草 15g，党参 15g，白术 15g，木香 15g，砂仁 15g，苏梗 15g。6 剂，日 1 剂，水煎分 3 次口服。

案二

李某，男，49 岁，工人，初诊日期：1993 年 6 月 14 日。

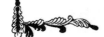

3个月前感冒，发热，恶寒，咳嗽，咯黄痰，经静滴青霉素、双黄连1周，热退，但咳嗽不解，咯黄痰，量多而稠，胸闷，口服头孢拉定及止咳平喘药无效，拍X线胸片示：双肺纹理增强，血常规 WBC 8.2×10^9/L，Sg 0.74，L 0.26。舌淡红，苔黄稍腻，脉滑。证属痰热郁肺，清肃失司所致。治宜清热化痰，宣肺止咳。

处方：黄芩20g，双花20g，杏仁20g，桑叶15g，桔梗20g，橘红15g，白前15g，瓜蒌20g，浙贝20g，紫菀15g，枇杷叶15g，百合20g。3剂，日1剂水煎服。

二诊：1993年6月17日。

咳嗽明显减轻，仍有少量黄痰，胸闷等症已缓解，舌淡红，苔黄，脉滑。药到病所，疗效初现，宗前法，去双花、瓜蒌，加麦冬15g，3剂而愈。

案三

于某，男，46岁，初诊日期：1996年4月13日。

咳嗽，咯黄痰1周。1周前感冒诱发咳嗽，咽痛，咯黄痰，伴发热，微恶风寒，静滴青霉素及双黄连后，热虽退而咳不减。X线胸片示：双肺纹理增强。舌淡红，苔黄，脉滑数。证属外邪束肺，入里化热，肺失宣肃所致。治以清热透表，宣肺止咳。

处方：止嗽散加减。陈皮15g，桑叶15g，杏仁15g，黄芩15g，紫菀15g，浙贝20g，百部15g，荆芥15g，桔梗20g，生甘草15g，百合15g，白前20g，冬花15g，枇杷叶15g。3剂，日1剂，水煎分3次口服。

二诊：1996年4月16日。

咳嗽、咯痰明显缓解，仍咽痛，舌淡红，苔薄，脉沉。

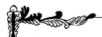

此表邪已解，肺热渐清，宜击鼓再进。上方去荆芥、冬花、紫菀，再服 3 剂而愈。

【按语】王老治咳嗽重在宣肺，其意有三：一是宣肺可以透表，有利于驱邪外出；二是宣肺有利于卫气输布体表，与邪抗争；三是宣肺可调整肺脏局部气机，有助于肺脏之功能恢复。止嗽散方即重在宣肺，加入桑叶一味，轻清宣肺而透表；杏仁配黄芩，宣肺清郁热；百合既可润肺止咳，又能护肺阴；浙贝一味，清肺热化痰之力最强，王老治新病实证咳嗽、咯黄痰者，常用浙贝，久病肺虚咳喘喜用川贝，因川贝甘凉，清热之中有润肺之用。

神经衰弱

案一

万某，女，38 岁，职员，初诊日期：1995 年 2 月 26 日。

患者平素性情急躁，近 1 个月来右胁胀痛，伴口苦咽干，夜眠多梦，晨起头晕，心烦易怒，两次查肝功、B 超肝胆脾及肝炎相关抗原抗体均未见异常，舌红，苔薄黄，脉弦。证属肝经郁热、胆火扰心所致，治以疏肝泄热、清胆安神。

处方：柴胡 15g，栀子 20g，淡豆豉 15g，陈皮 15g，半夏 15g，茯苓 20g，甘草 15g，枳实 15g，竹茹 15g，香附 10g。3 剂，日 1 剂，水煎分 3 次口服。

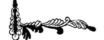

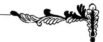

二诊：1995 年 3 月 2 日。

右胁胀痛稍减，心烦、口苦、头晕均缓解，夜眠仍梦多，舌淡红，苔薄黄，脉弦。肝热已除，气机欠畅。前方去栀子，加佛手 15g、香橼 15g。6 剂，日 1 剂，水煎分 3 次口服。

三诊：1995 年 3 月 9 日。

右胁痛缓解，夜眠仍梦多，饮食及二便正常，舌淡红，苔薄，脉沉。此肝气已舒，心神欠安之象。前方去豆豉、香附，加远志 20g。6 剂，日 1 剂，水煎分 3 次口服。

四诊：1995 年 3 月 16 日。

右胁不痛，夜眠已安，饮食及二便均正常，舌淡红，苔白，脉沉稍弱。患者肝热已清，肝气亦舒，似有气血不足之意。予人参归脾丸 1 丸，日 1 次，连服 2 周，以扶正气。

案二

于某，女，42 岁，职员，初诊日期：1986 年 4 月 2 日。

失眠多梦 5 年余，每晚靠口服安定 3~5 片可睡 4 小时左右，梦多易醒，食少纳呆，乏力倦怠，曾服用朱砂安神丸、柏子养心丸等药物效果不显。形体消瘦，双目无神，舌淡，苔白，脉细弱。证属脾胃虚弱，即"胃不和则卧不安"之证。治以健脾和胃，养心安神。

处方：党参 20g，黄芪 20g，当归 15g，茯苓 20g，白术 15g，炙甘草 15g，陈皮 15g，半夏 15g，玉竹 15g，石斛 15g，远志 10g，合欢花 15g。6 剂，日 1 剂，水煎分 2 次口服。

二诊：1986 年 4 月 9 日。

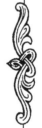

夜眠明显改善，每晚能安睡 6 ~ 7 小时，梦仍多，食欲增加，乏力亦减轻，舌淡红，苔白，脉细。脾健胃和，气血仍显不足，宗前法，以益气养血为主。上方去石斛、玉竹。6 剂，日 1 剂，水煎分 2 次口服。

【按语】"胃不和则卧不安"，一般指暴饮暴食伤及脾胃所致之夜眠不安。而本例却为脾胃虚弱，受纳、运化障碍所致饮食难消，气血生化乏源，心神失养。病机虽有虚实之别，病位皆在脾胃，舍此它求，安能获效。中医治病重在理法，古训成法亦应灵活掌握。

案三

黄某，男，42 岁，干部，初诊日期：1972 年 9 月 18 日。

患者因长期工作疲劳致顽固性失眠 1 年，每天仅能睡 1 ~ 2 小时，伴乏力、倦怠、食欲减退，健忘，注意力不能集中，曾先后服用多种中西药未获良效，舌淡红，有齿痕，伴舌颤，苔白，脉细弱。证属思虑过度，脾虚气结，心神失养所致。治以理气醒脾，养心安神。

处方：陈皮 15g，香附 15g，甘松 15g，砂仁 10g，半夏 10g，茯苓 15g，炙甘草 15g，黄连 10g，远志 15g，合欢花 15g，阿胶 20g（烊化），鸡蛋黄 2 个。3 剂，日 1 剂，水煎分 2 次口服。

二诊：1972 年 9 月 22 日。

服药 2 剂后已能安睡 6 小时，精神状态明显好转，食欲增加，仍感乏力，舌淡红，苔白，脉细弱。此乃久病气血不足之征。治宗前法，酌加益气养血之品。上方加黄芪 30g，当归 20g，大枣 12 枚。7 剂，日 1 剂，水煎分 3 次口服。

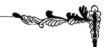

三诊：1972 年 9 月 30 日。

患者夜眠如常，饮食渐恢复，仅感轻度乏力，舌淡红，苔白，脉沉。至此病已痊愈，唯正气稍虚，继以上方 7 剂巩固疗效。

案四

王某，女，42 岁，个体业主，初诊日期：1999 年 10 月 20 日。

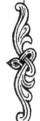

患者因恐惧和精神高度紧张 7 昼夜未眠，其后即不能入睡，两目干涩，周身酸楚，腰酸痛，乏力倦怠，精神不能集中，健忘，心烦，不思饮食，舌淡红，苔白，脉弱。证属惊恐气乱，焦虑伤神所致。治以健脾补肾，理气安神。

处方：熟地 20g，阿胶 20g，香附 15g，陈皮 15g，远志 15g，合欢花 15g，半夏 15g，茯苓 20g，甘草 15g，黄连 7.5g，鸡蛋黄 2 个，枳壳 15g，竹茹 15g。3 剂，日 1 剂，水煎分 2 次口服。

二诊：1999 年 10 月 24 日。

服药 1 剂后即能安睡，3 剂尽则余症亦除，唯两目仍干，舌淡红，苔白，脉细。此肾阴犹不足之象，仍以上方加枸杞 20g，甜菊花 15g。6 剂而愈。

案五

徐某，女，39 岁，教师，初诊日期：1996 年 4 月 21 日。

患者右胁不适 3 个月，伴干呕，虚烦不得眠，少寐多梦，食欲不振，乏力倦怠，大便正常，小便色黄，舌红，苔薄黄，脉弦。查肝功及甲、乙、丙肝均正常；B 超肝胆脾未

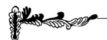

见异常。

四诊合参证属肝郁胆热，虚火上扰心神所致。治以疏肝清胆、养心安神。

处方：柴胡 15g，陈皮 15g，半夏 15g，云苓 20g，炙甘草 15g，枳实 10g，竹茹 15g，太子参 15g，大枣 10 枚，生姜 3 片，白芍 20g，佛手 20g。3 剂，日 1 剂，水煎分 2 次口服。

二诊：1996 年 4 月 25 日。

右胁不适明显缓解，干呕消失，夜能入睡，梦多易醒，饮食可，体力增加，舌红，苔薄黄，脉弦。肝郁胆火减轻，心神仍不安宁，仍宗前法，侧重养心安神。上方加远志 20g，合欢花 15g。6 剂，日 1 剂，水煎分 2 次口服。

三诊：1996 年 5 月 3 日。

右胁不适缓解，夜眠梦仍较多，余症消失，舌红，苔薄黄，脉弦。患者肝郁化解，余火未清。治疗仍以清泻余热、养心安神为主。

处方：陈皮 15g，半夏 15g，云苓 20g，枳实 10g，竹茹 10g，黄连 7.5g，阿胶 15g，甘草 10g，大枣 10 枚，鸡蛋黄 2 个。6 剂，日 1 剂，水煎分 2 次口服。

四诊：1996 年 5 月 10 日。

患者诸症缓解，饮食、睡眠及二便正常，舌淡红，苔薄，脉弦。病已告愈。嘱患者继服温胆丸，每次 1 丸，日 2 次，连服 2 周，以巩固疗效。

案六

刘某，男，46 岁。初诊日期：1974 年 6 月 11 日。

心悸失眠历 2 年不愈，平时伴心慌，气短乏力，头晕健忘。视其颜面萎黄而两颊稍红，形体消瘦，表情苦楚，口唇

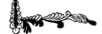

色淡。舌体脱液，苔薄似无，脉虚细而数。

脉证合参，皆阴虚阳浮之征。证属心肾不交之心悸失眠。拟滋阴补肾、养心安神之法。用六味地黄丸合归脾汤化裁治之。

处方：熟地 20g，山药 15g，山萸肉 10g，茯苓 20g，丹皮 20g，女贞子 15g，党参 20g，白术 20g，当归 20g，牡蛎 20g，炒枣仁 30g，炙甘草 10g，龙齿 30g。3 剂，水煎服。

二诊：1974 年 6 月 15 日。

诸症有减。宗前法加寸冬 15g，琥珀 3g（冲服）。3 剂，水煎服。

三诊：1974 年 6 月 19 日。

诸症大减。嘱用前方药加量 5 倍，配成蜜丸，每丸 9g，每晚开水送服 1 丸。如此调理月余而愈。

案七

关某，女，24 岁。初诊日期：1982 年 4 月 9 日。

3 年前因失恋，精神受刺激，后渐觉头胀失眠，历 2 年不解，近 2 个月加剧，头胀欲裂，昼夜不眠，自觉神志较前模糊。伴面㿠食少，间有干呕，气短乏力，懒于言语。验其舌质淡苔薄；候其脉弦细而寸弱甚。

证由精神刺激，忧郁不解，心气耗伤，营血暗亏，不能奉养心神所致，总属气郁血虚。治宜养心安神，方用甘麦大枣汤加味。

处方：小麦 60g，甘草 10g，大枣 5 枚，百合 30g（先煎），炒白芍 20g，当归 20g，珍珠母 20g，薄荷 10g，陈皮 15g，竹茹 15g，炒枣仁 30g，柏子仁 20g。3 剂，水煎服。

二诊：1982 年 4 月 13 日。

烦减眠增，干呕亦减，唯头胀仍著。去陈皮，加菊花20g、蔓荆子15g。后守前法续进30剂，诸症悉除。

案八

程某，男，49岁。初诊日期：1980年10月6日。

患者患"萎缩性胃炎"3年之久，常觉气短乏力，食少呃逆，且呃逆常发于夜间，伴烦热懊恼，渴喜凉饮，小便短少，微黄。后渐觉心悸，夜寐梦多。近半月失眠日渐加重，3日来夜烦不寐，脉细数。

证属心胃阴虚。心阴虚则神不安，故心悸失眠多梦；胃阴虚则口干。治宜补心安神，益胃养阴。用生脉散合益胃汤加减。

处方：党参20g，麦冬20g，五味子15g，沙参15g，乌梅10g，白芍20g，生山药20g，云苓15g，竹茹10g，生龙骨、生牡蛎各20g，炒枣仁30g，甘草10g。3剂，水煎服。

二诊：1980年10月10日。

服药后，心悸、失眠大减，食欲稍增，唯呃逆不见显效。宗前方，加丁香10g，以助降逆之力。继服3剂。

三诊：1980年10月14日。

病情好转，仍宗原意，继用上方10剂，失眠获愈，唯食量仍未复常，间有呃逆。后仍以上法加降逆之柿蒂调治，又10剂而愈。

【按语】失眠一症既可见于其他病症之中，亦可独立出现，前八案例同为失眠，其病因病机却各有不同。案一为肝经郁热，胆火扰心；案二为脾胃虚弱，胃中不和；案三为脾虚气结，心神失养；案四为惊恐气乱，焦虑伤神；案五为肝胆郁热，虚火扰心；案六为心肾不交；案七为气郁血虚；案八为心胃阴虚。凡此种种，必因证施治，同时配合情志治疗，其效更佳，若不问病因病证，一味重镇或养心安神，鲜能奏效。

案九

王某，女，36 岁，教师，初诊日期：1996 年 8 月 4 日。

午后低热年余，劳累后明显，伴乏力，困倦，夜眠不实多梦，食少纳呆，无明显恶寒及手足心热。曾于多家医院系统检查未确诊，服用中西药治疗无效。查：面色萎黄无华，神情倦怠，舌淡，苔白润，脉细弱。证属脾虚，气血不足，中气内郁所致。治以健脾益气养血。

处方：黄芪 50g，当归 20g，太子参 20g，柴胡 15g，陈皮 15g，炙甘草 15g，白术 15g，云苓 15g，升麻 15g，菟丝子 20g，山药 20g，砂仁 10g，甘松 15g。7 剂，日 1 剂，水煎分 3 次口服。

二诊：1996 年 8 月 12 日。

午后低热已退，乏力明显减轻，食欲增加，仍倦怠，夜眠欠佳，舌淡红，苔白，脉沉细。法合病机，虚热已解，气血仍虚，心神失养，宗前法，酌加养心安神之品。上方去升麻，加柏子仁 15g、远志 20g、合欢花 15g。7 剂，日 1 剂，水煎分 3 次口服。

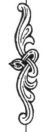

三诊：1996 年 8 月 19 日。

低热未再反复，饮食正常，夜眠可，仍易疲劳，舌淡红，苔白，脉细。此久病体虚未复之象。仍治以健脾益气、养心安神之法，以巩固疗效。人参归脾丸每次 1 丸，日 3 次口服，连服 2 周。

【按语】该患为典型的气虚发热。世医皆知有气虚发热，然临证辨证准确者极少，皆因气虚发热本属少见，医者惯于辨阴虚，且问诊疏而不详之故。王老说：医者四诊断不可缺，断不可不详，临证七分诊辨，三分用药，诊断辨证准确，用药才能有的放矢。

案十

薛某，女，32 岁，初诊日期：1988 年 10 月 7 日。

患者平素性情抑郁，近 1 周咽部不适，似有物梗阻，乏力倦怠，胸胁满闷，夜眠不实，多梦，默默不欲饮食，大便时溏，小便正常。自 26 岁生产后，月经一直前后不定期，腰酸腿软，白带量多清稀，舌淡，苔白，脉沉细弱。

综合四诊，证属肝郁脾虚、水湿内停所致。湿聚生痰，痰气交阻于喉而为梅核气，水湿趋下而为带。治宜疏肝健脾、祛湿化痰。

处方：柴胡 15g，陈皮 15g，半夏 15g，苏梗 15g，厚朴 15g，茯苓 20g，白术 20g，苍术 20g，太子参 15g，山药 20g，赤芍 20g，香附 15g，佛手 15g，车前子 20g（包煎），桔梗 15g，生姜 3 片，枳壳 10g。6 剂，日 1 剂，水煎分 3 次口服。

二诊：1988 年 10 月 14 日。

患者咽部不适感消失，胸胁满闷、乏力倦怠亦减轻，夜眠仍梦多，食欲稍增，大便正常，白带渐少，舌质淡，苔薄白，脉细弱。气滞稍舒，脾虚湿停未复，治宜侧重健脾化湿。上方去桔梗、枳壳，加薏苡仁 25g，远志 20g。6 剂，日 1 剂，水煎分 3 次口服。

三诊：1988 年 10 月 21 日。

自觉胸闷缓解，体力增加，饮食二便正常，白带明显减少，夜眠仍梦多，舌淡红，苔白，脉沉。此乃脾虚日久，气血不足，心神失养所致，治以健脾益气、养血安神。

处方：太子参20g，白术20g，茯神15g，当归20g，炙甘草15g，黄芪30g，半夏15g，陈皮15g，苍术20g，佛手15g，远志20g，合欢花15g，柏子仁30g。6剂，日1剂，水煎分3次口服。

四诊：1998年11月2日。

患者睡眠已正常，但体力仍嫌不强，饮食、二便及白带已如常人。舌淡红，苔白，脉沉稍弱。患者肝脾调和，唯气血不充。嘱其调整饮食及生活规律，予人参归脾丸每次1丸，日2次口服，连续2周，以巩固疗效，促进体力恢复。

【按语】梅核气与郁证每相关联。郁证者，肝失疏泄，脾失运化，痰湿内生，痰气交阻于咽喉，遂致本病。该患虽有肝郁，因患病日久，脾虚水湿内停更为明显；湿邪不去，脾气难复，气机难畅。故治疗以健脾益气、祛湿化痰为主，辅以疏肝行气之品。宜其效速而久远。

案十一

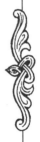

靳某，女，26岁，工人，初诊日期：1994年11月6日。

半月前受寒凉后诱发下腹作胀，时有冷气上冲胸膈，腰酸，膝软无力，畏寒凉，食少纳呆，大便溏，白带量多清稀，性欲减退，舌淡，苔白滑，脉沉弦。此肾阳不足、水气上逆所致之奔豚气，治以温阳化湿。

处方：桂枝15g，白芍20g，沉香5g，乌药15g，小茴香10g，茯苓20g，防己15g，泽泻15g，姜半夏15g，陈皮15g，

桂心 10g。7 剂，日 1 剂，水煎分 3 次口服。

二诊：1994 年 11 月 13 日。

上逆之气已平，畏寒凉感亦明显缓解，食欲仍差，白带量多，舌淡，苔白，脉滑，此胃阳不足，不能温煦脾阳所致，治以温补脾肾、利湿化浊。上方去沉香、乌药、小茴香、防己，加白术 20g，苍术 20g，山药 25g，太子参 15g，车前子 15g。7 剂，日 1 剂，水煎分 3 次口服。

三诊：1994 年 11 月 20 日。

诸症消失，唯带下仍多，以白带为主，间有黄带，舌淡红，苔白，脉滑。此脾肾功能渐复，湿浊仍未尽化，且有化热之趋势，治以前法，佐以燥湿清热。上方去桂心，加黄柏 20g、白果 20g、芡实 20g。7 剂，日 1 剂，水煎分 3 次口服。

四诊：1994 年 11 月 27 日。

患者诸症消失，白带正常，性欲增加，舌淡红，苔白，脉滑。病已告愈，以上方去泽泻、芡实继续服用 7 剂，以巩固疗效。

案十二

李某，男，48 岁，干部，初诊日期：1976 年 8 月 24 日。

患者于 3 个月前脑外伤后经常头晕，后头部胀痛，时感有气自少腹上冲至口，唇周拘挛，跳动，夜不能眠，食欲减退，舌淡红，苔白腻，脉弦滑。曾经多家医院按"脑震荡后遗症"治疗无效。综合四诊分析，符合仲景所言奔豚气特征，此由脾肾阳虚，痰浊内生，肝气挟痰上犯清空所致，治以温补脾肾、降逆化痰。

处方：桂枝 20g，白术 20g，茯苓 20g，甘草 15g，陈皮

15g，半夏 15g，泽泻 20g，天麻 20g，胆南星 15g，石菖蒲 20g，木香 15g，青皮 15g，乌药 10g，小茴香 10g。7 剂，日 1 剂，水煎分 3 次口服。

二诊：1976 年 9 月 1 日。

头晕头痛减轻，余症变化不明显，时打嗝，大便干燥，舌淡红，苔白稍腻，脉弦滑。痰湿郁结未去，逆气难平，治以前法，佐加通腑降浊之品。上方加川军 10g、竹茹 10g、沉香 7.5g。7 剂，日 1 剂，水煎分 3 次口服。

三诊：1976 年 9 月 8 日。

头晕头痛缓解，自少腹上冲之气消失，大便通畅，打嗝消失，夜眠入睡仍困难，梦多易醒，饮食已正常，舌淡红，苔白，脉弦。此痰浊已去，气机亦畅，然久病脾肾阳虚者，心阳必亦不足，心神难安，故应补心气，温心阳，安心神。

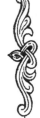

处方：桂枝 20g，柴胡 15g，远志 15g，柏子仁 15g，半夏 10g，陈皮 15g，白茯苓 20g，炙甘草 10g，合欢花 15g，红参 10g，黄芪 20g，当归 15g。7 剂，日 1 剂，水煎分 3 次口服。

注：1 个月后复诊，诸症消失，嘱其原方继续服用 2 周以巩固疗效。

【按语】仲景《金匮要略》载有"奔豚气从少腹上冲咽喉，发作欲死……"，"奔豚气上冲胸……"，究其病机，皆因肾虚水气上逆所致。前述二例，虽病因及临床表现不同，但皆因肾阳不足，水湿内停，水气上逆所致，故治疗皆以温肾化湿降浊为主，随证加减，此即所谓异病同治之理。

案十三

温某，女，52 岁，干部，初诊日期：1997 年 9 月 10 日。

2 个月前无诱因出现头颤，紧张及疲劳时明显，晨起、休息及精神放松时消失，伴眠少梦多，乏力倦怠，腰膝酸软，手足心热，饮食可，二便正常，舌淡红，苔白，脉细弱。曾在外院查头部 CT、脑血流图、脑电图及心电图等未确诊。综合四诊，证属肝肾阴虚、风阳上扰所致。治以滋阴补肾、熄风潜阳。

处方：熟地 20g，枸杞 20g，天冬 20g，麦冬 20g，天麻 20g，钩藤 20g，川芎 20g，牛膝 20g，菟丝子 20g，当归 20g，山萸肉 20g，葛根 20g，生牡蛎 25g，石决明 20g，知母 20g。7 剂，日 1 剂，水煎分 3 次口服。

二诊：1997 年 9 月 17 日。

头颤次数明显减少，频率降低，腰膝酸软、手足心热及乏力倦怠亦减轻，仍夜眠梦多，舌淡红，苔白，脉细弱。治法方药已中病机，然虚火扰心，尚须清心火，养心神。上方加黄连 10g、阿胶 15g（烊化）。10 剂，日 1 剂，水煎分 3 次口服。

三诊：1997 年 9 月 28 日。

头颤缓解，夜眠亦安，仍感轻度腰酸膝软，乏力倦怠，舌淡红，苔白，脉细弱。风阳已熄，阴虚未复。治以育阴潜阳为主，以巩固疗效。

处方：熟地 20g，白芍 20g，山萸肉 20g，枸杞 20g，麦冬 20g，川芎 15g，牛膝 20g，黄芪 20g，当归 20g，菟丝子 20g，山药 20g，陈皮 15g，砂仁 15g。10 剂，日 1 剂，水煎

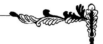

分 3 次口服。

【按语】颤证多责之肝，经云："诸风者，皆属于肝也……，风之为病，轻者颤，重者令抽搐神昏。"该患以头颤为主，伴乏力倦怠，少寐多梦，腰膝酸软，手足心热等症，故证属肝肾阴虚、风阳上扰所致。王老说：风类疾病，当以滋阴为主，阴精足，风阳得制；若一味镇肝熄风，虽能控制症状，停药后必然复发。本例用药充分体现了王老这一指导思想。

案十四

李某，女，19 岁，学生，初诊日期：1985 年 4 月 20 日。

因学习劳倦过度，近 1 个月来经常头晕头痛，严重时晕厥，每次经 1~3 分钟而苏醒，无抽搐及异常叫声，亦无二便失禁，醒后倦怠乏力，伴食少纳呆，夜眠不实，多梦，舌淡有齿痕，苔白腻，脉缓。四诊合参，证属思虑伤脾，运化失司，湿聚生痰，上蒙清窍所致。治宜健脾化湿、豁痰开窍。

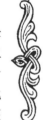

处方：陈皮 15g，半夏 15g，云苓 20g，甘草 15g，枳实 15g，竹茹 15g，白术 15g，菖蒲 15g，砂仁 15g，苍术 15g，厚朴 15g，香附 15g。7 剂，日 1 剂，水煎分 3 次口服。

二诊：1985 年 4 月 28 日。

患者晕厥未再发作，仍时头晕头痛，体力增加，食欲有所改善，夜眠梦多，舌淡红，苔白，脉滑。此痰厥已被遏制，但脾虚湿停，痰郁未除，效宗前法，加重祛湿化痰之力。上方去厚朴加天麻 20g、胆星 10g。7 剂，日 1 剂，水煎分 3 次口服。

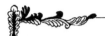

三诊：1985 年 5 月 4 日。

头晕头痛缓解，食欲正常，体力增加，夜眠梦仍多，二便正常，舌淡红，苔白，脉沉。病人痰湿渐去，脾气渐复，但心神未定，治宜健脾益气、养心安神。

处方：党参 15g，白术 15g，云苓 20g，炙甘草 15g，当归 15g，黄芪 30g，陈皮 15g，远志 20g，合欢花 15g，柏子仁 15g，酸枣仁 20g。7 剂，日 1 剂，水煎分 2 次口服。

注：该患服上药痊愈，未再复发，并于当年考入大学。

【按语】晕厥一症多与痰相关。本例患病过程中有明显的劳倦过度、思虑伤脾之病因，并伴有食少纳呆、舌质淡有齿痕、脉缓等脾虚症状，故知其痰是由脾虚失运，水湿内停，聚而生痰，治疗应以健脾化湿、豁痰开窍为主，待病情稳定后再功专健脾益气、养心安神，以调补固本。

血管性头痛

段某，女，36 岁，初诊日期：1992 年 4 月 10 日。

发作性头痛 1 年余，以右侧偏头痛为主，严重时伴恶心呕吐，夜不能眠，心烦，焦虑，无明显寒热，乏力，困倦，夜眠多梦，曾多次查脑血流图提示：脑血管痉挛。给予西比灵、卡马西平及正天丸等药物治疗无效。舌暗红，苔白，脉细。平素性情急躁，月经衍期，血块多。证属素体肝旺，气机不畅，肝火上扰所致。治以疏肝清火、活血通络。

处方：柴胡 15g，黄芩 15g，栀子 20g，川芎 20g，赤芍

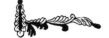

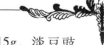

15g，半夏 15g，天麻 15g，牛膝 20g，野菊花 15g，淡豆豉 15g，合欢花 15g，远志 15g。3 剂，日 1 剂，水煎分 3 次口服。

二诊：1992 年 4 月 14 日。

头痛基本缓解，仅情绪激动时轻微偏头痛，夜眠仍梦多，饮食可，二便正常，舌淡红，苔白，脉弦。其肝火仍旺，心神不宁，宜加重泻火安神之力。上方加龙胆草 15g、竹茹 15g。3 剂，日 1 剂，水煎分 3 次口服。

三诊：1992 年 4 月 18 日。

头痛缓解，夜眠亦安，仍梦多，乏力减轻，舌淡红，苔白，脉弦。患者肝火渐平，治法宜疏肝理脾为主，以安其神。上方去龙胆草、黄芩、野菊花，加茯苓 20g、大枣 10 枚。6 剂，日 1 剂，水煎分 3 次口服。

【按语】偏头痛亦称少阳头痛，多由肝胆火盛所致。本例既有明显肝胆火热症状，同时伴有肝火犯胃之恶心呕吐及胆火扰心之心烦失眠，故治疗中先以清泻肝火为主，以釜底抽薪；待肝火渐平，再酌加健脾安神之药，以固其本。

脑动脉瘤

钱某，女，39 岁，工人，初诊日期：1995 年 10 月 6 日。

发作性头痛 1 年余，每因情志、劳累等因素诱发，痛时抱头，坐立不安，缓解时一如常人，曾在某西医院作脑动脉

造影，诊断为"脑动脉瘤"，建议手术治疗，未被接受，对症治疗无效。近来疼痛发作频繁，严重时伴恶心呕吐，舌暗红，苔白，脉弦。中医证属平素肝旺，情志变化诱发肝火化风，血随气逆，上扰清窍所致。治宜调肝泻火、滋阴壮水。

处方：天麻 20g，半夏 15g，钩藤 20g，川芎 10g，牛膝 20g，生地 20g，天冬 20g，栀子 20g，黄芩 15g，野菊花 15g，白芍 20g。7 剂，日 1 剂，水煎分 3 次口服。

二诊：1995 年 10 月 13 日。

头痛发作频率降低，程度减轻，无恶心呕吐，大便稍溏，日 1 次，舌淡红，苔白，脉弦。肝风得到遏制，气血亦较平稳，但应注重培补肝肾之阴，以治其本。

上方加当归 20g、枸杞 20g、麦冬 20g。7 剂，日 1 剂，水煎分 3 次口服。

三诊：1995 年 10 月 21 日。

头痛已 5 日未作，仍时头晕，余无不适症状，舌淡红，苔白，脉弦。风火已熄，阴液渐复，然亦应扶其后天，以补先天，此治本之道。上方去栀子、黄芩、野菊花，加陈皮 15g、太子参 15g、大枣 10 枚。10 剂，日 1 剂，水煎分 3 次口服。

注：服上方头痛缓解，随访 3 个月未发作。

【按语】 发作性头痛中医认为多与肝有关，因情志因素诱发者多为肝火头痛，因劳累诱发者多为肝肾阴虚，肝阳上亢所致。本例患者虽有情志和劳累双重诱因，但肾阴虚表现不明显，故急则治其标，以调泻肝火为主，在疼痛稍缓解后重用滋阴壮水、培补肝肾之品，以治其本。

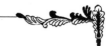

外感发热

王某，男，53 岁，干部，初诊日期：1997 年 8 月 21 日。

应某医科大学之邀会诊。该患发热月余，无明显畏寒，曾辗转两所大医院住院治疗，用解热镇痛药及肾上腺皮质激素可暂退，移时复热，体温 38℃ ~ 40℃，血常规：WBC 12×10^9/L，Sg 72%，L 24%，M 4%，血细菌培养阴性，X 线胸片示：双肺纹理增强，血沉：第一小时 28mm，第二小时 32mm，抗核抗体阴性。肥达氏反应及外裴氏反应阴性，周身酸楚重着，神疲乏力，食少纳呆，大便溏，小便黄，量少，舌淡，苔黄，脉沉滑数。综合四诊，证属湿热内阻，气机不畅，郁而发热。治以清热利湿，理气化滞。

处方：茵陈 20g，连翘 20g，藿香 15g，荷叶 10g，木通 15g，黄芩 15g，黄柏 15g，陈皮 15g，柴胡 15g，玳瑁 20g（研末冲服），滑石 20g，甘草 10g，草蔻 20g，苍术 20g，茯苓 20g，泽泻 20g。3 剂，日 1 剂水煎服。

二诊：1997 年 8 月 24 日。

（家属代诊）热已退，唯周身乏力重着，食少纳呆，便溏。此热虽减，湿未尽退，可予前方去玳瑁，加砂仁 15g、甘松 15g 以助醒脾化湿之力。予药 3 剂，服后诸症悉除。

【按语】该患发病于长夏季节，湿热蒸腾，人体腠理开放，甚易感邪，且从其持续发热而不恶寒，周身酸重而不痛，食少纳呆兼便溏，舌红，苔黄，脉滑数等症，无一不体现湿热为病特征。湿热为病，最易阻遏气机，而气机郁滞则湿邪难化，故治疗上宜清热利湿，使湿热由小便而出，方用甘露消毒丹加减，并酌加陈皮理气醒脾化湿，柴胡理气，同时兼理少阳之枢。其中玳瑁一味，甘寒，入心、肝二经，最善清热，功同羚羊角，但其炮制需掌握恰当，否则影响疗效。感受外邪致病，湿热最为难治，以其黏滞重着，入血入络，无处不在，困著脾胃，阻遏气机，使脏腑功能尽失。王老认为：治疗湿热为病，总的原则是清热化湿，但应视其病位的不同有所侧重。病在表者可微发其汗而解之；病在经脉需活血通络，使湿随血行，外达体表，内趋三焦；病在脏腑者通利小便，或二便分消。然不论病位何处，均应注意理气醒脾，调理少阳枢机。脾气健，气机畅，清热化湿之药更易奏效。

面神经炎

刘某，女，56 岁，干部，初诊日期：1997 年 6 月10 日。

患者 3 个月前患中风（面神经炎），口角㖞斜，经口服中药及针刺治疗㖞斜消失，但右侧面部肌肉不断抽动，每分钟达 30～40 次，以致影响睡眠及工作，头晕，乏力倦怠，饮食量少，二便正常，经多方医治无效，某西医医生建议切断局部神经，病人难以接受遂来诊。舌淡红，苔白，脉弦。证属内有宿痰，外感风邪，风痰互结，伏于筋脉之间。风性善动，故肌肉抽动不安；筋脉之间药力难达，故久治无效。治宜疏风化痰、透里达表。

处方：羌活15g，白芷10g，天麻15g，白芥子15g，僵蚕15g，柴胡15g，胆星10g，半夏10g，陈皮15g，太子参20g，炙甘草10g，大枣10枚。7剂，日1剂，水煎分3次口服。

二诊：1997年6月17日。

头晕缓解，面部肌肉抽动频率亦明显降低，乏力减轻，食欲增加，舌淡红，苔白，脉弦。效不更法，上方加地龙10g以增活血祛风之力。7剂，日1剂，水煎分3次口服。

三诊：1997年6月22日。

面部肌肉抽动偶作，余症缓解，饮食、睡眠及二便正常，舌淡红，苔白，脉弦。风痰已去大半，正气亦基本恢复。治宜祛余风、除残痰。

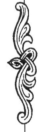

处方：天麻15g，白芷10g，白芥子15g，僵蚕15g，陈皮15g，半夏15g，柴胡15g，大枣10枚。7剂，日1剂，水煎分3次口服。

【按语】面神经炎见口角㖞斜，属中医"中风"范畴，因邪由外犯，故为"真中"。治中风后遗留面肌抽动，诚因风邪所为；其病变限于面部，频频发作者，则因风与痰结，风痰入络，留而不去之故。治法宗叶天士之说，首重搜剔。方药以玉真散化裁。对白芥子与僵蚕二味，王老别有体会。白芥子《本草经疏》谓其能"搜剔内外痰结"，代替原方白附子，效愈增而更稳妥；僵蚕"感风而僵，凡风气之痰，皆

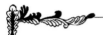

能治之"（《神农本草经百种录》），故二者配用可消痰祛风，用于此证，甚为合拍。

癫 痫

案一

万某，男，20岁，初诊日期：1972年9月6日。

患者因两次高考落第，所愿不遂，情绪不佳，又遭家长责怪，继而终日寡言少语，神志痴呆，表情淡漠，或喃喃独语，或喜笑不定，时欲远走高飞，时欲寻死自尽，遍服西药无效，冀求中药治疗。细察之，除上述一派"文痴"见症外，尚有目瞪不瞬，口多痰涎，纳差，舌苔腻，脉弦滑。

证属气郁痰结，上扰清窍，蒙蔽心神之癫证。治宜行气开郁、化痰醒神，方用逍遥散合二陈汤加减。

处方：柴胡15g，白芍20g，陈皮15g，半夏15g，当归20g，云苓15g，桔梗20g，石菖蒲15g，郁金15g，广木香10g，甘草10g。3剂，水煎服。

嘱其亲属注意开导病人，"心病还需心药医"，以此配合治疗。

二诊：1972年9月10日。

服药后神情转佳，无独语和嗜笑现象，药证相符，仍以上方加化橘红12g，继进6剂。

三诊：1972年9月17日。

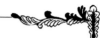

患者语言较前有次序，夜寐尚安，愿与人接触，但食纳尚差，自诉心慌气怯。病程日久，气血有损，实难速愈，更方续进。

处方：陈皮 10g，半夏 10g，云苓 15g，党参 20g，白术 20g，石菖蒲 10g，郁金 20g，远志 20g，当归 20g，桂枝 10g，炙甘草 10g。3 剂，水煎服。

四诊：1972 年 9 月 21 日。

精神转佳，态度转常，食欲增加，有说有笑，言语清楚，脉沉弦。拟健脾化痰、养心安神之剂。

处方：党参 20g，白术 20g，云苓 20g，陈皮 10g，炒枣仁 25g，山萸肉 10g，山药 20g，浮小麦 30g，甘草 10g，大枣 15 枚。12 剂，水煎服。上药尽剂，未再继服。观察 8 个月，未再复发。

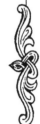

案二

程某，男，8 岁，初诊日期：1975 年 11 月 10 日。

患儿 1 个月前和邻居小孩打架时突然栽倒，昏不知人，口角流涎，手足抽搐，约 6 分钟后苏醒。自此后，因遇事不顺，又哭闹发作 2 次，故特来诊治，以期根除。望其面无异常，平时大便溏薄，时有腹胀，腹痛，舌淡，苔白，脉濡细。

审情按脉，系因脾素有湿，遇怒气逆，湿浊随气上犯，蒙闭清窍所致之痫证，治宜健脾化湿、解郁开窍。

处方：桂枝 10g，云苓 20g，白术 20g，泽泻 10g，猪苓 15g，石菖蒲 10g，郁金 20g，香附 10g，陈皮 15g，半夏 10g，白芍 10g，甘草 5g，大枣 10 枚。6 剂，水煎服。

二诊：1975 年 11 月 17 日。

患儿食纳稍增，大便成形，服药期间病未再作。仍守法再进，以巩固疗效。原方去香附，加党参 10g。6 剂，水煎服。

后于上方略事加减，续服半月而瘥。随访 2 年多，病未再作，且神情活泼，智力发育良好。

案三

李某，女，25 岁，初诊日期：1978 年 5 月 18 日。

自去年 2 月，因家庭不和，大怒而厥之后，每遇恼怒或阴雨时即发痫证。发时一声尖鸣，如作羊叫，旋即昏仆无知，目睛上视，口吐涎沫，移时苏醒，醒后头昏蒙，一日方解。前医曾用羊痫丸、苯妥英钠等药，治之无效，故来诊治。

患者面色不华，头目昏沉，食欲不振，腹胀，便溏，气短乏力，月事不至，口淡不渴，苔白腻，脉沉细无力。

证属脾虚失其健运，致聚湿生痰，痰浊上犯脑窍；又中土不足，肝木乘而犯之，更使土虚木旺，激发痰浊上犯，遇怒则易诱发痫证。治宜调和肝脾、解郁化湿。方用逍遥散加减。

处方：党参 20g，白术 20g，云苓 15g，陈皮 15g，半夏 15g，白芍 20g，柴胡 15g，香附 15g，郁金 20g，桂枝 15g，泽泻 15g，炙甘草 10g。3 剂，水煎服。

二诊：1978 年 5 月 22 日。

药后饮食有增，痫无再作，头仍昏蒙沉重，舌脉如前。

处方：党参 20g，白术 20g，云苓 20g，半夏 15g，陈皮 15g，吴茱萸 10g，香附 10g，石菖蒲 15g，郁金 20g，荆芥穗 10g，炙甘草 10g，生姜 3 片。6 剂，水煎服。

后用上方加减续服 2 个月余，痫无再发，精神转佳，月经按期而行。

【按语】 癫与痫临床表现虽然不同，但其病因病机极为相似，多为素体脾虚湿盛，痰浊内生，或有情志不遂，抑郁恼怒，气机逆乱，痰浊上蒙清窍而发病。一般而言，平素抑郁者多发癫证，素体肝旺者多发痫证。治疗总以健脾祛湿、化痰开窍为主，并随症加用疏肝理气、柔肝潜阳之品。

局限性硬皮病

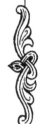

王某，女，48 岁，1994 年 10 月 6 日初诊。

该患长期户外售货，1 年前发觉双小腿重着，经常皮肤麻木不仁，并逐渐加重，入冬后皮肤变硬，遂到中国医科大学求治，经病理检查诊断为"局限性硬皮病"。其后经数家省级医院治疗无效，来诊。查：双小腿皮肤色暗，光亮，质硬，已无汗孔，指压无再充血现象。详问病史，发病以来双脚凉，食少纳呆，便溏，乏力，白带多，色白，舌暗红，有瘀斑，苔白滑，脉涩。此脾虚湿停，下注脉络，瘀血停滞所致。治以健脾利湿、活血化瘀。

处方：黄芪 50g，桂枝 15g，防己 20g，牛膝 20g，黄柏 20g，苍术 20g，薏苡仁 20g，红花 15g，王不留行 15g，丝瓜络 20g，萆薢 20g，鸡血藤 20g，当归 20g，川芎 20g。6 剂，日 1 剂，水煎分 3 次服。

二诊：1994 年 10 月 12 日。

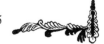

患者乏力、白带多减轻，进食量增，大便稀薄，日 2～3 次，舌脉同前。此湿邪渐去，但血脉未通。以前方加炮山甲 15g。6 剂，日 1 剂，水煎分 3 次服。

三诊：1994 年 10 月 18 日。

自觉双下肢轻松，皮肤似有蚁行，查之：双小腿皮色未变，触之微潮湿，按之稍软，舌暗红，苔白，脉细涩。此湿邪未尽、瘀血渐通之象。治宗前法。上方加白术 20g、山药 20g，健脾以助化湿；杜仲 20g、五加皮 15g，温肾助阳利湿。10 剂，日 1 剂，水煎分 3 次口服。

四诊：1994 年 10 月 30 日。

患者双下肢已无异常感觉，体力渐增，白带亦正常，食欲佳，大便成形，舌淡红，苔白，脉沉弱。此湿邪虽去，正气未复，宜健脾和胃，扶助正气。

处方：太子参 20g，白术 20g，茯苓 20g，陈皮 15g，砂仁 10g，甘松 20g，山药 20g，当归 20g，黄芪 30g，甘草 10g，大枣 12 枚。10 剂，日 1 剂，水煎分 3 次口服。

【按语】本病中医应属肌痹，多因脾虚运化失职，水湿内停，流注经脉，气血运行受阻所致。其治宜祛湿活血并重。湿邪不去则经脉难通，而瘀血阻闭则湿邪难除，故祛湿与活血是相辅相成的。本病源于脾虚，当湿邪渐去、瘀血渐通后，必须健脾扶正，以求从根本上治愈。

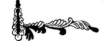

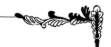

干燥综合征

齐某，女，42 岁，工人，初诊日期：1996 年 7 月 4 日。

2 年前因感冒诱发口舌干燥，逐渐漫延到鼻干，双目干涩，自服牛黄上清丸、明目地黄丸等药物不效，症状逐渐加重。1 年前出现吞咽干食困难，大便干燥，月经半年未潮，阴道干涩，性交疼痛，乏力，消瘦，五心烦热，皮肤干燥，手脚皲裂，曾到某西医院住院，经病理检查确诊为"干燥综合征"，对症治疗效果不显。舌红绛，有裂纹，无苔，脉细数。证属肝肾阴虚，虚火灼津，脏腑失于濡润所致。治宜滋阴清热、增液化津。

处方：生地 20g，丹皮 20g，麦冬 20g，沙参 20g，陈皮 15g，枸杞 20g，知母 20g，玉竹 20g，石斛 15g，荷叶 5g，山萸肉 20g。10 剂，日 1 剂，水煎分 3 次口服。

二诊：1996 年 7 月 14 日。

手足心热稍减，有食欲，进食不多，吞咽仍困难，大便干结减轻，余症无明显变化，舌质红，无苔，脉细数。病人虚火炽盛，津枯难复。治宜釜底抽薪，抑其虚火。上方加地骨皮 20g、黄柏 20g、鳖甲 15g。10 剂，日 1 剂，水煎分 3 次口服。

三诊：1996 年 7 月 25 日。

手足心热已缓解，口、眼、鼻干燥减轻，食欲增加，吞咽干食仍感不适，体力渐增，手脚皲裂已愈，皮肤仍干，舌

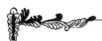

质红，苔薄，脉细。此虚火得到遏制，津液仍未恢复之象。治宜于前法酌加健脾益气之品，以促进津液恢复。上方去黄柏、鳖甲，加甘松 15g、砂仁 15g、太子参 20g、山药 20g。10 剂，日 1 剂，水煎分 3 次口服。

四诊：1996 年 8 月 6 日。

前症明显减轻，已能正常进食，双目及鼻腔仍干燥，前日月经已来潮，量少，色暗，舌红，苔薄，脉细。阴津复，气血亏虚，仍宗前法，更增益气养血之品。上方去地骨皮，加黄芪 20g、当归 20g。10 剂，日 1 剂，水煎分 3 次口服。

五诊：1996 年 8 月 16 日。

病人体力增加，口、鼻诸窍干燥基本缓解，饮食正常，大便仍干燥，舌质红，苔薄白，脉细。前法获效，宜再接再励，拟健脾和胃、滋阴增液。

处方：太子参 20g，陈皮 15g，白术 15g，石斛 20g，麦冬 20g，砂仁 15g，玉竹 20g，枸杞 20g，生、熟地各 20g，五味子 15g，焦山楂 20g，麦芽 15g，桃仁 20g。10 剂，日 1 剂，水煎分 3 次口服。

【按语】该患以此方加减服 50 剂，症状完全消失，随访 1 年未复发。干燥综合征当属中医"燥病"范畴。刘河间论病机十九条时补入论燥一条："诸涩枯涸，干劲皴揭，皆属于燥"，明示病因为燥邪为患。"燥病"之治疗，本《素问·至真要大论》"燥者濡之"之旨，当以阴药为用，首重肝肾，兼以补胃，此亦喻嘉言"治燥病者，补肾水阴寒之虚……济胃中津液之衰"（《医门法律·秋燥论》）之意，复恐阴药滋腻难化，乃少入灵动之品，实涵阳生阴长之妙。津液既复，则以健脾和胃滋补后天为主，庶几可免

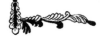

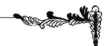

复发之虞。

席汉综合征

程某，女，36 岁，初诊日期：1978 年 4 月 16 日。

自诉从 1969 年 9 月生产第一胎后身体逐渐肥胖，体重由 128 斤增至 182 斤，月经停止，继之阴毛全部脱落。当时到铁岭医院妇产科检查，诊之宫体缩小，又到某部队医院检查确诊为"席汉综合征"。来诊时步履艰难，心悸，头晕。诊之：全身虚胖，面色㿠白，舌质黯红，边有 3 块如黄豆大的紫斑，苔薄白，脉象弦细而涩。证属虚劳（气虚血瘀湿阻型）。治宜养血化瘀除湿。

处方：当归 20g，川芎 20g，赤芍 15g，白芍 20g，桃仁 10g，红花 10g，牛膝 20g，车前子 15g，泽泻 15g，云苓 20g，薏苡仁 30g，甘草 10g。10 剂，水煎服。

二诊：1978 年 4 月 26 日。

诸症如故，肿势更甚，动则气喘。测知此乃气虚作肿，前用大量利湿之品非其治也。气虚是本，湿阻是标，诚虚实夹杂之候，遂易法为攻补兼施，主以益气养血，兼以化瘀。

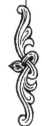

处方：当归 20g，赤、白芍各 20g，桃仁 10g，红花 10g，牛膝 20g，党参 20g，云苓 20g，白术 20g，黄芪 30g，甘草 10g。20 剂，水煎服。

三诊：1978 年 5 月 17 日。

肿势稍减，喘渐平，少腹痛亦明显减轻，心悸较为突出。照上方加炒枣仁 15g，再服 20 剂。

四诊：1978 年 6 月 8 日。

肿势、心悸均明显减轻，体重未再增加，步履较前轻快，其他症状同前。

上方加鹿茸 3g、熟地 20g，续服 30 剂。

五诊：1978 年 7 月 9 日。

除月经未来外，其余症状均得到改善，阴毛已少量长出，新增心情烦躁、胁痛、善怒等症状。

处方：当归 20g，赤、白芍各 20g，柴胡 15g，云苓 20g，白术 20g，枸杞子 20g，熟地 15g，栀子 15g，鹿茸 3g，红花 10g，牛膝 20g，桃仁 10g，甘草 10g。26 剂，水煎服。

六诊：1978 年 8 月 6 日。

全部症状均有明显改善。自觉腹胀，排气困难，上方加广木香 4.5g，连服 40 剂。

七诊：1978 年 9 月 17 日。

月经初次来潮，量少色淡，经前少腹疼痛较重。宗 7 月 9 日处方，去栀子加茜草根 15g，连服 30 剂。

八诊：1978 年 10 月 17 日。

步履轻健，体重降至 176 斤，月经颜色接近正常，量少，复检宫体接近正常，阴毛长出大半，仍照上方继服 30 剂。

九诊：1978 年 11 月 17 日。

已能独自来诊，舌质紫斑消失。

处方：当归 20g，白芍 15g，柴胡 15g，云苓 20g，白术 20g，鹿茸 3g，红花 10g，牛膝 15g，枸杞子 20g，蒸首乌 15g，甘草 10g，连服 40 剂。

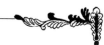

十诊：1978 年 12 月 28 日。

各种症状继续好转。照上方，改为间日一剂，继服 20 剂。

十一诊：1979 年 2 月 10 日。

体重已降至 164 斤，其余症状均好转。照上方去柴胡，加熟地 20g，20 剂，间日一剂。

十二诊：1979 年 3 月 23 日。

自述前日到某医院妇产科复查，宫体已恢复正常，月经量尚少。上方加香附 15g，采用间日服药，再服 30 剂。

十三诊：1979 年 5 月 23 日。

月经色、量均已正常，但阴毛生长较缓慢。

处方：当归 20g，白芍 15g，川芎 15g，熟地 15g，枸杞子 20g，鹿茸 3g，蒸首乌 15g，牛膝 15g，红花 10g，黄芪 30g，菟丝子 20g，甘草 10g，间日服 50 余剂。

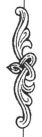

十四诊：1979 年 7 月 25 日。

一切症状均消失，体重降至 138 斤，后随访，康复如常。

【按语】虚劳一证病因繁多，然而发病的中心环节还在于肾之精气亏虚。本例初诊时血瘀湿阻之标症表现突出，故拟以化瘀除湿为主的治法。当四诊后湿邪渐去，瘀血减轻，若不重用补肾，病情就难以根治。同时王老强调补后天以养先天，只有脾胃健，气血充，肾中精气才能得到源源不断的充养，虚劳才能从根本上治愈。

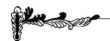

痿　证

案一

迟某，女，41 岁，干部，初诊日期：1974 年 11 月 6 日。

左上肢无力 3 个月，并逐渐加重，无关节肌肉疼痛，浅表肌肤感觉正常。左上臂、前臂及大、小鱼际肌肉明显萎缩，松弛不温，无触压痛。自述半年前左上肢曾受外伤。平素饮食量少，大便溏，日 1 次，舌淡，苔薄白，脉细弱。证属素体脾胃虚弱，左上肢外伤后局部经脉受损，气血不畅，肌肉失其濡养所致，治宜首先疏通经脉，佐以益气养血。

处方：黄芪 50g，当归 20g，川芎 20g，桃仁 15g，红花 10g，熟地 20g，百合 20g，赤芍 20g，鸡血藤 20g，桂枝 15g。7 剂，日 1 剂，水煎分 3 次口服。

二诊：1974 年 11 月 13 日。

症状变化不明显，唯感体力稍增，左手稍有感觉，舌淡红，苔白，脉细弱。药后左上肢经脉渐通，阳气已达，营血未至。效不更方。上方加陈皮 15g。10 剂，日 1 剂，水煎分 3 次口服。

三诊：1974 年 11 月 23 日。

左上肢已能平举，仍不能持重，局部肌肉仍松弛，肤温正常，饮食量仍少，大便溏，日 1 次。此左上肢气血经脉已通，但脾虚肌肉失主，故宜侧重健脾益气养血。上方去百

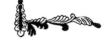

合、赤芍、鸡血藤，加太子参20g、白术20g、砂仁15g、甘松20g。10剂，日1剂，水煎分3次口服。

四诊：左上肢活动已自如，但肌力尚弱，饮食及二便正常，舌淡红，苔白，脉沉有力。病已恢复大半，痊愈尚需时日。于上方去桂枝、桃仁、红花。15剂，日1剂，水煎分3次口服。

注：该患月余后来访，已完全恢复健康。

案二

陈某，男，24岁，初诊日期：1974年11月20日。

因半年前在稻田插秧，后渐觉两腿沉重，无力行走，麻木不适，肌肉呈进行性萎缩，但无疼痛，身困乏力，胸脘痞满，食少纳差，小便浑浊，发热口渴，舌质红，苔黄腻，脉濡数。

证属湿邪侵淫，郁而化热，湿热阻滞气血，筋脉不利，为湿热型痿证。治宜清热利湿，用二妙散加味。

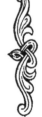

处方：苍术20g，黄柏20g，萆薢20g，防己10g，薏苡仁20g，木瓜20g，川牛膝10g，泽泻15g，云苓20g，丹皮20g，山药20g，藿香15g。15剂，水煎服。

二诊：1974年12月6日。

热势稍退，小便转清，余症如前。遵上方去萆薢、泽泻，加槟榔15g、威灵仙15g、甘草梢10g。10剂，水煎服。嘱其注意加强营养和功能锻炼。

三诊：1974年12月16日。

服药后，湿热之邪已去，肌肉较前稍丰，肢体渐觉有力，可任地扶杖行走，唯食纳尚差。为除邪务尽，拟培补后天脾胃，使气血化源充足，以生血增肌。

处方：苍术 20g，黄柏 20g，薏苡仁 30g，山药 30g，藿香 10g，佩兰 10g，砂仁 10g，陈皮 10g，白术 20g，党参 20g，云苓 15g，炙甘草 10g。20 剂，水煎服。

四诊：服药后，肌肉丰满，已能弃杖行走，继服上方加减以善后。

案三

谢某，男，8 岁，初诊日期：1970 年 9 月 11 日。

患儿素体虚弱，先天禀赋不足，腰膝酸软，行走迟缓。近半年来患慢性腹泻，时发时止，迄未痊愈。西医曾诊为"营养不良性肌萎缩"，经治疗效果不著，故来诊治。证见肌肉瘦削，骨瘦如柴，毛发憔悴，面色萎黄，食少腹胀，舌淡，苔白。

此系先天不足，土失火煦所致之痿证，病在脾、肾二脏。法取补肾温中、健脾止泻。

处方：党参 10g，白术 10g，山药 10g，扁豆 10g，莲肉 15g，云苓 15g，薏苡仁 15g，砂仁 5g，陈皮 10g，附子 5g，龟板 10g，黄芪 20g，杜仲 15g。3 剂，水煎服。

另用牛骨烧灰存性，鸡内金焙黄，共为细末，每次 1g，每日 2 次口服。

二诊：1970 年 9 月 15 日。

服上药后，每日腹泻 2 次，质稍稠，饮食有增。药证相符，初见成效，守上方略有出入，先后用药 2 个月余，行走有力，病告痊愈。

案四

石某，男，10 岁，初诊日期：1972 年 6 月 9 日。

患儿患麻疹后初觉左手发麻，逐渐发展到双脚麻木软弱，但不痛，此后病情不断加重，以至不能步履。诊见慢性病容，两下肢肌肉萎缩，腿软不能站立，伴口干而渴，牙齿枯燥，舌边尖红，苔薄黄而干，脉细而数。

证属温病之后邪热久恋，灼伤肺胃之阴，津液不行，筋失所养所致之痿证。治宜养阴生津，兼清余热。用沙参麦门冬汤加减。

处方：沙参 10g，麦冬 10g，玉竹 10g，桑叶 10g，花粉 10g，龟板 10g，阿胶 10g（烊化），知母 10g，牛膝 10g，山药 15g，山萸肉 10g，甘草 5g，云苓 15g。12 剂，水煎服。

二诊：1972 年 6 月 20 日。

前方服 6 剂后，两足伸缩自觉轻松，尽剂后已能站立，但仍无力走动，齿色渐润，余症基本消失。此乃热邪渐退，阴液渐复之象，药证合适，仍师原法。

上方去花粉，加金银花藤 10g、桑枝 15g，继续治疗，徐图缓效。此方连用 2 个月余，下肢肌肉渐充，已能正常行走。

案五

黎某，男，58 岁，干部，初诊日期：1994 年 6 月 18 日。

病人于 1 年前感冒后诱发双眼睑下垂，伴复视，继之出现全身无力，语声低弱，并逐渐出现吞咽困难，咀嚼无力，经某西医院诊断为"重症肌无力"，行胸腺瘤切除术治疗，病情缓解 3 个月，其后症状又逐渐加重，每天服用吡啶斯的明维持。现症见双眼睑下垂，说话无力，痰多无力咯出，吞

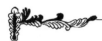

咽咀嚼困难，上肢不能持物，走路需人搀扶，食少纳呆，舌淡红，苔薄白，脉沉缓。证属脾胃虚弱，气血亏虚，肌肉失于充养所致。治以健脾益气、活血养血。

处方：太子参 20g，黄芪 30g，白术 15g，茯苓 20g，炙甘草 15g，陈皮 15g，砂仁 15g，当归 20g，川芎 20g，桃仁 15g，红花 10g，赤芍 20g，桂枝 15g，熟地 20g，菟丝子 20g，鸡血藤 20g。7 剂，日 1 剂，水煎分 3 次口服。

二诊：1994 年 6 月 25 日。

食欲增加，仍需服用吡啶斯的明维持，但走路似较前有力，舌淡红，苔白，脉沉无力。药已切中病机，药力似有不足，治疗仍宗前法。上方太子参改为人参 15g，加柴胡 15g、升麻 10g。7 剂，日 1 剂，水煎分 3 次口服。

三诊：1994 年 7 月 2 日。

患者体力明显增加，停服吡啶斯的明后，眼睑上抬容易且耐久，双手有力，可端饭碗，能自己行走，饮食及二便已正常，舌淡红，苔白，脉沉稍弱。效不更方，以上方继服 7 剂。

四诊：1994 年 7 月 9 日。

病人自觉症状完全消失，饮食少，二便正常，舌淡红，苔白，脉沉稍弱，其病已愈。为防复发，仍以上方去柴胡、升麻、鸡血藤，5 剂，研末和蜜，制成 9g 重丸，1 次 1 丸，日 3 次口服，以巩固疗效。

【按语】本例为重症肌无力，中医古称"睢目"，其以肌肉弛缓、痿弱不用为特征。其病因多责之阳明脾胃虚弱，水谷精微不能化生气血，肌肉失于濡养。治疗上当以健脾和胃、益气养血为主。但虑及久病多瘀，气虚血滞，故兼以活血方能速效。方取补中益气汤健脾益气，桃红四物汤以养血

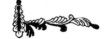

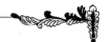

活血，治则方药切中病机，故获良效。

案六

赵某，男，68岁，干部，初诊日期：1994年3月21日。

患者近半年来左眼不能睁开，上睑下垂，曾先后于省内各大医院检查，诊断为"重症肌无力"，给予B族维生素及新斯的明等药物治疗，效果不理想，遂来诊。查：左上眼睑下垂，瞬眼障碍，伴乏力倦怠，精神不振，食少纳呆，夜眠不实，梦多，舌淡有齿痕，苔白，脉细弱。脉症合参，证属脾胃气虚，肌肉失其所主而致。治以健脾和胃、益气养血。

处方：补中益气汤合健脾丸加减。人参15g，黄芪30g，白术15g，当归20g，茯苓20g，陈皮15g，柴胡15g，炙甘草15g，山药20g，神曲15g，焦山楂15g，莲子肉20g。6剂，日1剂，水煎服。

二诊：1994年3月28日。

乏力、食少纳呆等症悉减，左眼睑似有感觉，但仍不能瞬眼，舌淡，苔白，脉细。此脾胃渐苏之象，但气血恢复正常尚待时日。上方久用唯恐过燥，加白芍15g、生地15g、川芎15g，合当归以成四物之意；加麦冬20g，以滋五脏之阴。6剂，日1剂，水煎服。

三诊：1994年4月5日。

乏力倦怠等症已解，左眼闭合自如，唯夜眠仍不实，梦多，舌淡红，苔白，脉沉。病人脾胃已健，气血亦实，所以不能安眠者，乃心血亏虚，心神不安也。予健脾益气、养血安神之人参归脾丸，每次1丸，日3次，连续服用1个月。

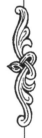

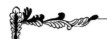

随访诸症皆安，未再复发。

【按语】重症肌无力一病中医属痿证范畴。其病因病机多认为属于肺热伤津，湿热浸淫，或气血不足，肝肾阴虚等所致。王老总结以往治疗痿证经验，并结合脏腑生理功能、病理变化，认为本病发生的病理基础为脾胃虚弱，气血不足。脾主肌肉，与胃共为后天之本、气血生化之源，脾胃虚弱则水谷精微不能化生，气血脏腑肌肉失于濡润，故出现肌肉瘦削，痿弱不用。其他前人所论情志所伤、劳倦太过、房室不节、伤湿、伤热等诸般因素，无不通过影响脾胃而诱发痿证。故治疗上应围绕脾胃这一中心环节而兼顾其他。本例患者病半年而能速效者，皆因肾气未衰，脾胃用药力专故也。

雷 诺 病

徐某，男，42 岁，工人，初诊日期：1996 年 10 月 28 日。

四肢关节痛年余，以四肢小关节痛为主，遇风寒加重，肌肤关节苍白，肿胀，得温热肿胀消，皮色正常，疼痛缓解，曾在某医院按"雷诺病"对症治疗，病情无缓解，时至夏季，发作次数减少。近 1 个月来频繁发作，逐渐加重，伴乏力，食少纳呆，大便溏，舌淡，有齿痕，苔白，脉细弱。证属脾阳虚，复感寒湿之邪，痹阻脉络，阳气不能通达四末所致。治以温阳健脾、散寒通络。

处方：黄芪 30g，桂枝 20g，赤、白芍各 20g，柴胡 15g，

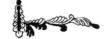

枳壳 15g，白术 15g，当归 20g，细辛 5g，甘草 10g。6 剂，日 1 剂，水煎分 3 次口服。

二诊：1996 年 11 月 4 日。

四末肿痛次数明显减少，程度减轻，体力亦增强，食欲稍增，大便仍溏，舌淡，苔白，脉细弱。患者寒邪稍减，湿邪胶着，宜侧重健脾化湿、活血通脉。上方加防己 20g、茯苓 20g、路路通 15g。6 剂，日 1 剂，水煎分 3 次口服。

三诊：1996 年 11 月 11 日。

四末肿痛 3 日未作，已无明显乏力，饮食基本正常，大便仍溏，舌淡红，苔白，脉沉细。病者寒湿渐去，脾虚未复，治宜以健脾化湿为主，以巩固疗效。

处方：黄芪 25g，桂枝 15g，党参 20g，白术 15g，苍术 15g，茯苓 20g，当归 20g，陈皮 15g，枳壳 15g，炙甘草 15g。6 剂，日 1 剂，水煎分 3 次口服。

【按语】本病中医属痹证范畴，多由素体脾阳虚弱，经脉不充，每因感受寒湿之邪，痹阻经脉，阳气不能达于四末而引发。故治疗上宗"四逆散"之意，重用温阳益气健脾之药，以达散寒通络之功。方用四逆散合黄芪桂枝五物汤化裁，三治十八剂而告愈。本例与荨麻疹案二的病因病机基本相同，治法方药亦极相似，且均在短期内获愈，这就是中医异病同治的具体体现。

冻　伤

陈某，女，39 岁，职员，初诊日期：1995 年 3 月 10 日。

患者于 6 年前冬天双手冻伤后诱发局部红肿，虽至夏季肿消，皮色仍紫暗，其后每冬感寒诱发，逐渐加重，疼痛难忍。查体：双手肌肤肿胀，紫暗，触痛明显，活动受限，肌肤不温，舌质暗红，苔白润，脉沉细。证属寒邪入侵，阻闭经脉，气血瘀滞，阳气不能通达四末所致。治以温经散寒、活血通脉。

处方：黄芪 30g，桂枝 20g，细辛 5g，赤芍 20g，延胡索 20g，五灵脂 15g，鸡血藤 20g，桃仁 10g，红花 10g，川芎 15g，当归 15g，羌活 20g，防己 15g。7 剂，日 1 剂，水煎分 3 次口服。

二诊：1995 年 3 月 17 日。

双手疼痛稍减，肌肤肿胀，紫暗未变，活动仍不灵活，自觉双手畏寒凉感稍减轻，舌质淡红，暗滞，苔白，脉沉细。患者寒邪痹阻日久，瘀血凝滞难通。宜加重活血化瘀之力。上方加水蛭 5g、土鳖虫 5g。10 剂，日 1 剂，水煎分 3 次口服。月经期间暂停服药。

三诊：1995 年 4 月 3 日。

双手疼痛、肿胀减轻，活动较灵活，寒凉感消失，肌肤仍紫暗，舌淡红，苔白，脉沉细。此寒邪渐去、经脉复通之象，效不更法。久服尚需顾护脾胃，上方加大枣 10 枚、生

姜4片。10剂，日1剂，水煎分3次口服。

四诊：双手肿胀、疼痛缓解，活动自如，自觉双手温暖潮湿，皮肤暗红变浅，舌淡红，苔白，脉沉细。寒邪已尽去，经脉瘀滞尚未尽除，治宜缓图。予桃仁四物汤合黄芪桂枝五物汤加减调之。

处方：黄芪20g，桂枝15g，赤芍20g，桃仁15g，红花15g，川芎20g，当归20g，防己15g，鸡血藤20g，大枣10枚。10剂，日1剂，水煎分3次口服。

【按语】该患为冻疮，由寒邪阻闭经脉，阳气不能通达四末，气血瘀滞所致。其病既成，每因感寒而加重，终致气血不通，肌肤、骨骼失于濡养，坏死而成脱疽。本患病程虽久，但经脉尚未闭塞，故重用温经散寒、逐瘀通脉之剂，使寒邪去，经脉通，其病自愈。该患以上方加减服用3个月，诸症消失，随访2年未再复发。

荨 麻 疹

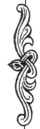

案一

余某，女，36 岁，工人，初诊日期：1999 年 9 月12 日。

患者于2天前游公园赏花后突然腹部剧痛，继之恶心、呕吐，昨晚至今晨腹泻2次，便中带血，不发热，静点及口服抗生素无效，面目浮肿，皮肤搔抓后隆起，瘙痒，腹平坦，压痛，无肌紧张及反跳痛，舌淡红，苔白，脉弦。

四诊合参，证属风寒之邪直中，胃肠气血凝滞，经络不通所致，治以温中散寒、活血通脉。

处方：干姜 10g，桂枝 20g，蜀椒 15g，桃仁 20g，川芎 20g，赤芍 20g，藕节炭 20g，焦白术 20g，炙甘草 30g，防风 15g，蝉蜕 20g，当归 10g。3 剂，日 1 剂，水煎分 3 次口服。

二诊：1999 年 9 月 16 日。

患者呕吐、腹泻已止，仍轻度腹痛，已能进食，皮肤仍时痒，舌淡红，苔白，脉沉稍弱。风寒渐去，经脉渐通，效不更法。上方去蜀椒，加党参 20g。6 剂，日 1 剂，水煎分 3 次口服。

三诊：腹痛缓解，皮肤已不痒，搔之不隆起，唯大便溏，舌淡红，苔白，脉弱。此风寒已去，脾胃未复，治以健脾和胃。

处方：党参 20g，白术 15g，茯苓 20g，山药 20g，砂仁 10g，甘松 15g，陈皮 15g，炙甘草 10g。6 剂，日 1 剂，水煎分 3 次口服。

【按语】该患者在西医院诊为"急性胃肠炎"，后又诊为"腹型荨麻疹"，对症治疗均无效。中医辨证为寒邪直中，但便中带血，明显已伤及血分，故在温中散寒药中加入活血通脉之品。其皮肤风疹与腹痛为同一病因所致，故加入防风、蝉蜕以求表里同治。

案二

刘某，女，36 岁，农民，初诊日期：1996 年 6 月 18 日。

患者于 3 个月前浴后受风寒致双手和双脚小关节痛，

以双手指关节为重，得温热缓解，遇寒凉肿胀，皮肤苍白，关节疼痛。曾在西医院诊治，或曰"雷诺氏病"，或曰"寒冷性局限性荨麻疹"，予对症治疗不效而来诊。察其双手皮色如常而欠温，触凉水后肤色渐白，稍后肿胀，舌淡，苔白，脉细弱。追问病史：素体较弱，食少，便溏。

综合四诊，证属素体脾虚，浴后腠理开放，感受寒湿，痹阻四肢经脉，阳气不能通达四末所致。治以健脾益气、温阳通脉。

处方：黄芪 30g，桂枝 20g，柴胡 20g，枳壳 15g，白芍 20g，炙甘草 15g，防己 20g，细辛 5g，防风 15g，白术 15g。6 剂，日 1 剂，水煎分 3 次口服。

二诊：1996 年 6 月 24 日。

服药 2 剂后，关节肿胀疼痛未再发作，仍体虚乏力，食少纳呆，大便溏，日 1 次，舌淡，苔薄白，脉细弱。此寒湿已除，经脉亦通，脾胃虚弱未复之象。治宜健脾和胃、益气养血。

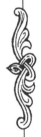

处方：黄芪 30g，党参 20g，白术 15g，云苓 15g，炙甘草 15g，陈皮 15g，当归 20g，桂枝 15g，白芍 20g，扁豆 15g，砂仁 10g。6 剂，日 1 剂，水煎分 3 次口服。

三诊：1996 年 7 月 2 日。

关节肿痛未作，乏力倦怠及食少纳呆已解，大便仍先干后溏，舌淡红，苔薄白，脉细弱。病邪已除，正气渐复，脾气仍弱，故给予启脾丸，每次 1 丸，日 2 次，口服 1 个月，以巩固疗效。

【按语】本例乃四逆散证之变证。患者素有中阳不足，复因感受寒湿，痹阻四肢经脉，阳气不能通达四末，寒湿

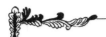

亦难温化，每因触及凉水，寒湿更盛，故出现四末肿胀疼痛。方取四逆散，加黄芪、桂枝、白术、细辛以助益气温阳通脉之力，并用防己、防风以祛湿通络，其中桂枝一味多功，既能温脾阳，化寒湿，配防己、防风其祛湿通络之力又更著。

【按语】本病中医称之为脉痹，多由寒湿之邪入侵，痹阻血脉而致，其治法不外温经通脉、活血化瘀，然寒湿之邪最易困遏脾阳，活血之品常易伤及胃络，故在治疗本病时一定要顾护脾胃，以收全功。

静　脉　炎

案一

甄某，女，43 岁，个体户，初诊日期：1997 年 3 月 6 日。

双下肢肿胀月余。1 个月前无明显诱因出现双下肢浮肿，逐渐加重，重着胀痛不适，下午加重，晨起较轻。自服利尿药减轻，停药后加重。查尿常规、肝功及心电图等均正常，双下肢静脉血流图示：双侧腘静脉、股静脉多发血栓。查体：双下肢肿胀，左下肢较重，踝以下皮肤紫暗，舌暗红，苔白，脉沉。证属寒湿入侵，痹阻下肢经脉，血行受阻所致，治以温经通脉、活血化瘀。

处方：黄芪 30g，防己 20g，地龙 20g，细辛 5g，赤芍 20g，红花 10g，牛膝 20g，黄柏 20g，苍术 20g，鸡血藤

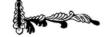

20g，桃仁 15g，地鳖虫 5g。6 剂，日 1 剂，水煎分 3 次口服。

二诊：1997 年 3 月 13 日。

双下肢肿胀稍减轻，皮色变浅，服药后胃脘不适，食欲减退，大便正常，尿量增加，舌淡红，暗滞，苔白，脉沉。前法奏效，唯药性过猛，宜顾护脾胃。上方加大枣 10 枚、砂仁 10g。6 剂，日 1 剂，水煎分 3 次口服。

三诊：1997 年 3 月 19 日。

双下肢肿胀消失，皮色正常，胃脘部仍感不适，饮食尚可，舌淡红，苔白，脉沉。复查双下肢血流图：右下肢静脉血栓消失，左腘静脉仍有一小血栓。此寒湿渐去、经脉已通之象，治宗前法以巩固疗效，并兼健脾和胃。上方去细辛、地鳖虫，加陈皮 15g、党参 20g、茯苓 20g、炙甘草 15g。6 剂，日 1 剂，水煎分 3 次口服。

案二

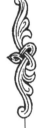

徐某，男，52 岁，农民，初诊日期：1982 年 7 月 6 日。

患双下肢静脉曲张 10 余年。3 个月前无明显诱因右小腿胀痛，逐渐沿浅表静脉走行处红肿，继之溃破，流脓血，伴发热，经抗炎治疗，发热退，红肿渐消，溃疡不愈合，且溃疡周围皮色逐渐加深呈暗褐色，伴乏力倦怠，双下肢重着，饮食量少，大便溏，舌淡红，苔黄腻，脉滑。

证属湿热之邪流注下肢，郁久化热所致，治以清热利湿、活血解毒，辅以托里生肌。

处方：黄柏 20g，苍术 20g，牛膝 20g，茵陈 30g，木通 15g，双花 20g，萆薢 20g，川芎 15g，赤芍 20g，鸡血藤

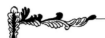

20g，当归 20g，黄芪 50g。6 剂，日 1 剂，水煎分 3 次口服。

二诊：1982 年 7 月 13 日。

下肢溃疡面渗出物减少，倦怠及下肢重着感减轻，大便仍溏，食少纳呆，舌淡红，苔黄稍腻，脉滑。欲祛湿，先健脾，气血充，肌肤生。故治法中应兼顾脾胃。上方加白术 20g、苡米 20g、焦山楂 20g。6 剂，日 1 剂，水煎分 3 次口服。

三诊：1982 年 7 月 20 日。

下肢溃疡面分泌物极少，部分结痂，周围皮色变浅，饮食量增，乏力倦怠感减轻，舌淡红，苔黄，脉滑。湿邪渐去，应以扶正为主。上方去木通、茵陈、双花、萆薢，加党参 20g、白及 15g。6 剂，日 1 剂，水煎分 3 次口服。

四诊：1982 年 7 月 27 日。

下肢溃疡已愈合，结痂脱落，仍感双下肢重着，余无明显不适，舌淡红，苔黄，脉滑。下肢溃疡虽愈，湿热之邪未尽去，宜清利湿热，佐以健脾，以求根除。

处方：党参 20g，苍术 20g，茯苓 20g，黄柏 20g，牛膝 20g，苡米 20g，川芎 15g，鸡血藤 20g，丝瓜络 15g。10 剂，日 1 剂，水煎分 3 次口服。

【按语】本例中医亦称臁疮腿，系脉痹日久，郁而化热所致。初治以清热利湿、活血解毒为主，方用三妙合木通、萆薢之类。因局部血脉瘀闭，气血不达，溃烂之处难以愈合，故在活血通脉同时辅以托里生肌之品。后期湿热毒邪已衰则宜活血通脉为主，血行脉通则湿热余邪易于尽除。

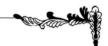

月经不调

安某，女，19 岁，学生，初诊日期：1994 年 11 月 6 日。

4 个月前于经前游泳，泳毕月经来潮，经水甚少，伴腹痛，3 日而净，其后至今月经未潮，并时感腰酸，小腹冷痛，双下肢肿，经西医检查无器质性病变，多方服用中药未效。舌淡红，苔白，脉细。证属寒凝胞脉，瘀血停滞，治以温经活血之法。

处方：炮姜 10g，小茴香 15g，当归 15g，川芎 15g，桃仁 15g，红花 10g，陈艾叶 15g。3 剂，日 1 剂，水煎分 3 次口服。

二诊：1994 年 11 月 10 日。

上方服 2 剂后月经已来潮，量少有血块，小腹冷痛，腰酸痛，舌淡红，苔白，脉细。月事虽来，寒邪仍未尽去，待月经净后，仍以温经散寒、活血化瘀为主。上方去红花，加杜仲 20g、肉桂心 10g、益母草 15g。6 剂，日 1 剂，水煎分 3 次口服。

三诊：1994 年 11 月 21 日。

小腹冷痛及腰酸缓解，双下肢仍浮肿，余无明显不适，舌淡红，苔白，脉沉细。寒邪去，瘀滞通，阳气未复，治疗应以温阳益气为主。

处方：黄芪 30g，当归 20g，桂枝 15g，赤芍 20g，川芎 15g，杜仲 20g，艾叶 5g，菟丝子 15g，陈皮 15g，坤草 15g。

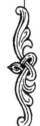

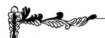

6剂，日1剂，水煎分3次口服。

【按语】该患服上方后双下肢浮肿即消，半月后月经按期而至，色、质、量均正常。本例病因明确，月事期感受寒凉，胞脉瘀阻，当以温经散寒、活血化瘀为主，此乃常法；然而，寒邪去、瘀血通后，阳气未复，仍需调养气血、温通经脉，以善其后。如若采取利水祛湿消肿之法，水湿虽去，阳气恢复亦需时日，必事倍而功半。

不　孕

赵某，女，32岁，教师，初诊日期：1984年6月10日。

病人自月经初潮始即先后不定期，短者一月两行，长者半年一至，经血量少，色暗有血块，经期腰酸，乳房胀痛，婚后10年未孕，曾以雌、孕激素及补肾药治疗无效，妇科检查未见异常，舌暗红，苔白，脉弦细。平素性情抑郁，心烦易怒，夜眠不实，多梦。证属先天禀赋不足，肾精亏虚，复因肝郁气滞所致，治以滋阴补肾、疏肝行气活血。

处方：柴胡15g，香附15g，白芍20g，当归20g，川芎15g，益母草15g，陈皮15g，佛手20g，枸杞子20g，菟丝子20g，女贞子20g，桑椹子20g，旱莲草20g，木香15g，砂仁10g。6剂，日1剂，水煎分3次口服。

二诊：1984年6月17日。

服药3剂，月事来潮，量色正常，有少许血块，轻微腰

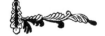

酸，乳房胀痛，无其他不适，舌淡红，暗滞，苔白，脉弱。肝郁血滞仍未疏解，肾虚宜循序渐补，仍承前法。上方去木香之燥，加元胡 20g，重在行气活血。10 剂，日 1 剂，水煎分 3 次口服。

三诊：1984 年 6 月 27 日。

患者自觉无明显不适，心烦易怒及夜眠多梦均好转，饮食及二便正常，舌淡红，苔白，脉沉有力。此肝郁血滞渐解、肾虚渐复之象。效不更法。上方去元胡、益母草，加茺蔚子 15g。10 剂，日 1 剂，水煎分 3 次口服。

【按语】患者服上方 10 剂后停药，20 天后月经仍未来潮，来诊复查，已怀孕。

王老说：不孕一证，多责之肝肾二脏，在肝多为气滞血瘀，在肾多见亏虚不足，其外在则表现为月经不调，甚者闭经，因此调经即是调肝补肾，肝气舒，胞脉畅，肾精足，月经自然就会正常，不孕随之而痊愈。

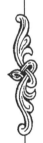

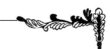

诊余漫话

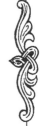

分段治疗肝硬化经验

肝硬化中医称之为鼓胀，由于其病机错综复杂，病情重，病程长，在临床治疗中颇为棘手。王老对鼓胀治疗独具匠心，另辟新议。提倡鼓胀以分段治疗，气、血、液统筹辨其演变，兹介绍如下。

1. 气、血、液对鼓胀形成的影响

鼓胀多因情志不遂，湿热蕴结，劳倦饮食所伤，累及肝、脾、肾，出现三脏功能失调，造成虚实兼夹错杂局面。导致这种病势，其根乃五脏六腑在疏利、运化、输布过程中未能使精气、营血、津液各归其位，产生郁结、凝滞、水液逆犯之象。鼓胀的形成是由气、血、液相互交织，逐步演变

171

的结果。

五脏六腑皆赖气为用，凡脏腑之气、经络之气，不和则为邪气伤人。情志不遂，一有佛郁，必现肝气上亢，气机不得通畅，打破肝柔和舒畅的生理状态，导致情志异常，消化障碍，气血逆乱，疏利三焦太过，影响肺、脾、肾调节水液代谢正常进行，故鼓胀发生首责肝气。

血藏于肝，又为脾统。血流量调节与肝之疏泄功能甚密。当肝失调达，使有节律流动于经脉之气血受到制约，出现气滞血瘀；若肝气犯脾，则脾之转输不利。可见血滞与血畅受到肝脾制约。

液与津合称为津液，乃水谷精微所化生。通过三焦气化，不断把津液敷布于肌腠、脑窍等脏腑；另将组织利用后的水分排出体外，维持水液正常代谢。故有"气生于水，即能化水，水化于气，亦能病气"之说。

可见，气、血、液（水）在鼓胀发生时相继异常，实由五脏六腑功能彼此失调所致。

2. 整体辨证，分段治疗

通过四诊之见，进行整体辨治与分析，明确病势发展趋向，有的放矢，只求一效，这是王老辨治的主导思想。鼓胀虽有气、血、水、虫与虚、实之分，历代医家只是从成因归类而已，若强调个体，忽视整体，易被局部、片面、现象的东西蒙蔽了本质内涵。基于此观点，王老对鼓胀治疗提出整体辨证、分段治疗。并据气、血、液偏重偏衰，脏腑功能强与弱，以疏利气机、调理脾胃为主；活血养肝、行水消浊为辅；祛邪扶正贯穿始终。鼓胀初起，症见精神不宁，焦急易烦，胸腹胀满不舒，纳食不馨，厌油嗳气，倦怠无力，面黄无泽，舌质红苔薄白，其脉弦。此系情志佛郁，肝气横犯脾

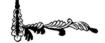

胃，致肝脾同病。此段治疗以疏肝健脾消导为主，使肝气调达，理脾气以运化水谷精微，促进病势回转向愈。药用：柴胡 15g，丹参 20g，郁金 15g，苍术 15g，厚朴 15g，陈皮 15g，木香 10g，半夏 15g，焦曲 15g，焦山楂 15g。上方之柴胡、郁金、木香以疏利气机，气顺则调达；丹参活血养肝，因肝气疏泄太过，肝阴不足，以求增加血流回量，复肝藏之能；苍术、厚朴、陈皮、半夏乃理脾之剂；焦曲、焦山楂消食导滞，以解脾气之碍。药物虽少，贵在气滞易解，血和不凝，正气得复，阻止了肝气上亢，血畅而津液得以敷布。

病势继续发展，由气波及血，有气血同病之象，为第二阶段。临床表现为胸腹胀满加重，右胁部痛剧，甚至拒按，不欲饮食，恶心欲呕，口干，消瘦乏力，手足心热伴掌际发红，情绪焦躁，面色苍黄，舌红少津，苔白而腻，两脉沉弦。此属情郁未解，肝气不舒，必有气滞血瘀，肝犯脾胃日久，疏利太过，肝血亏损，致上焦、中焦不得畅达。王老认为此段为枢，把握病机，可使病势回转；若失去机遇，病邪乘势发展，则难以驾驭，实为关键。此段以理顺气机、柔肝理脾通络治之。药用：柴胡 15g，川楝子 15g，陈皮 15g，荔枝核 20g，姜黄 15g，檀香 15g，当归 15g，白芍 20g，丹参 20g，半夏 15g，丹皮 15g，秦艽 20g，焦山楂 15g。若胁痛剧重加延胡索 20g，以增理气止痛之功。方中除仍用柴胡以利其枢；当归、丹参、姜黄、檀香加大行气活血力量，以收活血化瘀之功；另投养肝柔肝之川楝子、荔枝核、白芍，使肝脏复以柔和舒畅状态，可暂缓病势发展；伍用秦艽，其剂量大于群药，有通经络、贯三焦之功，并有疏散风湿之力。此段药物治疗与精神、饮食调养其功各半，忽视怡神之养等于功溃落第。

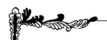

若病势发展到危重第三阶段，除上述症状外，突出了腹胀如鼓，青筋暴露；口渴不欲饮，尿少，便溏，甚者呕血、便血；其舌质暗红，苔白腻，两脉沉细。此乃肝脾累及于肾，肾失主水与封藏之能，有气、水、血兼见之症。肝疏泄三焦太过，决渎开合不利，脾失转输，津液之浊（水）不上敷于肺，致水湿停滞腹腔。肝失藏血，脾失统血，血溢脉外而现呕血、便血之象。此段肾气渐衰，肝脾功能失调为主，治疗以行血止血兼利水为主，疏利气机与理脾为辅。王老强调此时禁忌强攻峻下，有碍正气得复，多以理顺、平调、分消之法、淡渗之品治之。依据年龄、体质、病势，可适当伍用葶苈子。药用：蓼实30g，苍术15g，茅根30g，大腹皮20g，防己15g，槟榔片15g，陈皮15g，泽兰15g，蒲黄炭20g，茯苓皮20g，桑皮15g。方中首药为蓼实，乃水中刚劲而拔生，性味甘辛，健脾燥湿之功甚著，凡湿盛肿满者应用蓼实有祛湿消瘀之效，一般投15～30g；泽兰可活血散瘀、通经行水；茅根止血凉血、清热利尿；苍术、防己、槟榔、茯苓皮、桑皮、陈皮以燥湿化湿，分利肌腠腹腔水湿。上方服2～3日后，尿量增多，腹胀明显减轻。若腹胀胸闷不舒，加杏仁15g，使肺气宣降，通调水道，水湿不上逆，上症可减。葶苈子攻水力宏，利甚伤阴，更碍决渎之官功能恢复，应用宜慎，不可过量。

3. 贵在疏利气机，重在补脾

王老对鼓胀的治疗始终注重气机调理、培补脾胃。他抓住"疏利太过"是导致本病发生的关键，疏泄虽为肝脏本能，过张过弛均会导致功能失调，气机逆乱，不能保持升降出入的气化运动，清阳何能出上窍，浊阴何能出下窍？故在第一、二阶段中，始终坚持应用柴胡、郁金、木香、厚朴之

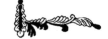

行气调气解郁之品，以使气机得复，诸脏安宁。

重视后天以养先天，扶正才能祛邪，这是王老融汇诸家精粹自成一体的学术之见。"膨胀病根在脾"（《沈氏尊生》）；"补肾不如补脾"（《证治准绳》）；"脾升肝也升，故水木不郁"（《四圣心源》），说明调理肝脾在治疗膨胀中的重要意义。从三方药物组成可见重在健脾、祛湿、化湿之法。方中苍术、半夏、厚朴、陈皮、秦艽、蓼实，虽药物平和，但伍用巧妙，屡立健脾、理脾、醒脾之功。

王老还强调健脾要鼓动升清。他临证擅用辛甘芳香走窜之品，如苍术、木香、檀香等，以达升清降浊、恢复脾气之功。凡肝脾肿大，久治匮效，他擅用荔枝核、川楝子以养血柔肝，蓼实以理气消癥，立起沉疴。并告诫我们，必须在应用活血药基础上伍用三药，意在增强血流回量，使肝血充足，缓解瘀滞，肝得血濡，方有软肝缩脾之功。

对乙肝的认识及治疗经验

病毒性乙型肝炎是当前世界范围的严重威胁人类健康的传染病。传染性强，传播范围广，"慢乙肝"是肝硬化和肝癌的主要病因。王老治疗肝病60多年，经验丰富，疗效显著，他不但治疗各种肝病，对单纯表面抗原阳性的"健康携带病毒者"也给予积极治疗使之阴转。现将王老对乙型肝炎的认识及治疗经验总结如下。

一、对乙型肝炎的认识

中医学虽无乙型肝炎的病名，但根据乙肝的临床症状，可归结于胁痛、痞满、黄疸等病范畴。其发病原因为邪毒感染，日久蕴结不出，致使肝脾失调，气滞血瘀。中医认为"邪之所凑，其气必虚"，当人体的正气不足，不能抵御外邪时，邪毒即乘虚而入。邪入体内之后，有发病者，亦有短时间内不发病者，这就取决于机体内正气之强弱，如正气强盛，尽管感染邪毒，也不会马上发病。由于邪毒不出，机体存在潜在性的隐患，故化验血液可有表面抗原阳性而无任何自觉症状。西医称之为"健康携带病毒者"。这种提法如从中医整体辨证的角度分析似有不妥，人体内携带着已被感染的病毒，则表明正气不能抵御外邪。所以王老认为：凡是表面抗原阳性而无任何自觉症状都可视为"隐性乙型肝炎"。这种潜在性隐患时间一久，机体正气在消除毒邪的过程中不断减弱，即导致正不胜邪，邪气猖獗而发展成慢性活动性肝炎。正气越虚，邪毒越易侵入，邪侵正益虚，正虚邪愈恋。王老在多年临床实践中发现许多单纯表面抗原阳性而无肝区痛、闷、胀等不适者忽视了治疗，一旦自觉症状出现时，再经检查约有 20% 已发展到早期肝硬化或已出现肝硬化伴腹水。王老说：表面抗原阳性者，一是肝区自觉症状不明显，二是有不同程度的胃肠道症状，如食少、饮食无味，或不明原因的腹泻、乏力、不耐劳等，这些症状又常常被人忽视而当作胃肠病治疗，却贻误了病情。早在《金匮要略》中就有"见肝之病，知肝传脾"之说。表面抗原阳性者虽无肝病之症状，但其脾胃运化功能已有潜在的不足。故治疗乙肝（包括表面抗原阳性者）重在调肝健脾。

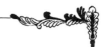

二、辨证治疗

王老根据乙肝病的时间长短，临床表现症状的轻重，一般分为 3 个阶段治疗，临床收效甚显。

第一阶段

病情较轻，无明显症状。多数人出现乏力，神疲体倦，无食欲。舌淡，苔薄白，脉缓按之无力。肝功能正常，表面抗原阳性。此阶段病情表现轻微，但治疗消除表面抗原阳性却很慢，一般需要 3 个月左右，最快也需要 1 个月左右。故不少患者不能坚持服药而影响疗效。乙型肝炎初期为肝脾失调，木乘脾土，治宜平肝健脾。药用：党参、白术、陈皮各 15g，焦楂 20g，砂仁 15g，麦芽 20g，香附 15g，白芍、茯苓各 20g，柴胡、甘草、连翘各 15g。若晨起恶心不吐，脘部不适，加半夏 15g、苏叶 10g；伴脘腹时痛，或素有胃病，加厚朴、广木香、甘松各 15g。

案一

郑某，女，32 岁。1991 年 12 月 7 日初诊。自 6 月始易疲劳，继而周身乏力，上楼时更甚。8 月体检时发现表面抗原阳性，其他项目检查均正常。来诊时又复查肝功、乙肝五项，仅表面抗原阳性。症以乏力为主，饮食少，二便正常。舌质淡，苔薄白，脉弦缓。

证属肝脾失调，木乘脾土，治宜平肝健脾。药用：党参、白术、陈皮各 15g，茯苓、焦楂各 20g，砂仁、柴胡各 15g，麦芽、白芍各 20g，香附、甘草、连翘各 15g。服药 9 剂，自觉力增食振；又服药 21 剂，乏力消失；又连服药 24 剂，化验表面抗原阴转。半年后复查均正常。

第二阶段

症见体倦乏力，不欲食，胸胁痞满，脘腹胀闷不适，恶心，厌油腻，大便干稀不定，伴精神抑郁不振。面色不泽，舌质红，苔薄白，脉弦缓。此段肝功改变不突出，但有转氨酶升高或 e 抗原阳性。此时为乙型肝炎进退的关键期，若治疗及时，用药准确，病人自觉症状很快可消失，病退而愈；若不及时治疗，病情进展较快。证属肝气郁结，脾胃功能滞呆，治宜疏肝健脾和胃。药用：柴胡、当归各 15g，白芍 20g，苍术、香附、甘松、广木香、郁金、连翘各 15g，焦楂 20g。

若手足心热，晨起口干口苦，加丹皮 15g、茵陈 20g；肝区时有阵发性胀痛，加香橼 15g、青皮 10g、佛手 15g。

案二

孔某，男，25 岁。1991 年 7 月 11 日初诊。1 年前患乙型肝炎，化验乙型肝炎五项有 3 项阳性，丙谷转氨酶 348 单位。经住院治疗而好转。出院后一直两胁胀痛，大便稀薄，疲乏无力。近 3 个月来上症加重，饮食减少，胃脘灼热，厌油腻，腹胀肠鸣，大便日行 3～4 次，尿黄。精神不振，面色无泽，舌质红有齿痕，苔薄白，脉弦。肝功化验转氨酶 71 单位，乙肝五项中表面抗原阳性。证属肝郁脾虚，治宜疏肝健脾和胃。药用：柴胡、郁金、香附、当归各 15g，白芍、赤芍各 20g，苍术、陈皮各 15g，焦楂 20g，广木香、厚朴各 15g，薄荷 10g，荔核 20g。服药 3 剂，胁胀减轻。再以首方加砂仁 15g，连服 9 剂，胁胀明显减轻，饮食增，大便仍溏稀，日行 2～3 次。上方又加鸡内金、莱菔子各 15g，茯苓

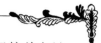

20g。3 剂后，大便黏稠；服药 6 剂，大便成形。又按首方继续服药，至 9 月 28 日复查，肝功能正常，表面抗原阴转。停药 1 个月，自觉症状反复，转氨酶 53 单位。又按原方继续服药 1 个月，基本痊愈。半年后复查，各项检验指标均正常。

第三阶段

病情逐渐发展，症现体力日减，小劳则汗出倦怠，经休息亦不得缓解，周身酸懒不适，肝区痛、胀、沉闷，腹满不欲食，恶心厌油腻。面色不泽，唇干，舌质赤或红绛，苔薄少津或无苔，脉弦尺弱。此阶段肝功能多有改变，转氨酶升高明显，乙肝五项中表面抗原、e 抗原、核心抗体至少有 2 项阳性。此为乙型肝炎重症期，属气滞血瘀、脾胃失调，治宜疏肝理气、健脾和胃兼清解郁热。药用：丹参、柴胡各 15g，郁金、白芍、赤芍各 20g，当归 15g，川芎、荔核各 20g，川楝子、厚朴各 15g，白术 20g，陈皮 15g，焦楂 20g，砂仁、丹皮各 15g，板蓝根 30g。若自觉手足心热，口干不欲饮，加紫草 15g、茵陈 20g；胁痛较甚，加延胡索、五灵脂各 15g；肝脾肿大，加蒌实 20g 及枳实、文术各 15g。

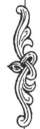

案三

刘某，男，27 岁。1991 年 8 月 13 日初诊。

患者自 1987 年发现表面抗原阳性，转氨酶 57 单位，经用药治疗好转，但每劳累后则复发。今年 2 月因出差劳累，胁痛腹胀，不欲食，厌油腻，乏力头眩，大便稀薄，日行 2 ~ 3 次。精神萎靡，舌赤苔白腻微黄，脉沉细。肝功能检查：转氨酶 108 单位。乙肝五项中表面抗原、e 抗原阳性；

B 超提示脾大（肋间长 12.5cm）。证属气滞血瘀，脾虚失运。治宜疏肝理气、健脾和胃，药用：丹参、柴胡、郁金、当归各 15g，白芍 20g，川楝子 15g，荔核 20g，香附、白术、陈皮各 15g，焦楂 20g，砂仁 15g，茯苓 20g。3 剂后，胁痛略减，首方加香橼、广木香各 15g。服药 21 剂后，胁痛转为阵发性闷痛，大便稀薄。上方加鸡内金、党参各 15g。又连续服药 3 个月，检查肝功能、乙肝五项均正常，B 超提示脾大同前。

临床乙肝病人经治疗痊愈后，各项化验指标均已正常，但尚有部分病人仍觉乏力、腰痛、胁部沉闷，亦有持续数月或长达 1 年者，此乃邪去而正气未复之象，需要继续巩固治疗，以恢复正常。治宜健脾和胃、滋补肝肾为主。药用：党参、白术各 15g，茯苓 20g，陈皮 15g，焦楂 20g，砂仁 15g，龙眼肉、甘松各 20g，佛手 15g，枸杞子、菟丝子、山茱萸、杜仲、巴戟天各 20g，丹皮 15g。

以上药物水煎服或作丸剂服，服药 1 个月，各症即消。

治痹临证宜四审，
遣方用药遵五宜

痹即是邪痹、脉闭，气血瘀滞。其发病总因外邪入侵，痹阻经脉，气血经脉运行不畅所致，其治以通为要。王老临床治疗痹证积累了丰富的经验，总结如下：

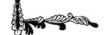

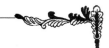

一、断痹证的"四审法"

历代医家认为：痹证成因是由风寒湿邪乘虚侵入人体，流注关节、肌肉、脉络，致使经血运行不畅而发为痹。是三邪俱备，等量侵入，还是单独一邪或两邪、三邪各有轻重侵入人体呢？诸家看法颇不一致。王文彦教授据多年临床实践经验认为，痹证的发生不需三邪俱备，其中一邪或两邪相合均可致痹，亦有三邪杂合而致者。但不论二邪或三邪杂合，所致病的邪气绝非等量而入，而是各有所偏胜。由于感邪有风、寒、湿之异，体质有强弱之分，病有新久之别，故临床表现的症状有所不同，临证诊治时需认真加以辨析，从中掌握必要的客观依据。王老诊治痹证有"四审法"：

1. 审痹痛之部位　以查邪气之深浅

风寒湿邪侵袭人体，损伤不同部位的皮、肉、筋、骨、脉及关节等组织结构，产生不同的症状。审痹痛部位，就是指病变发生或传变的部位，因为病位是随着邪气的传变而推移的。王老说：内伤之病多病于升降，外感之病多病于出入，因而形成了痹证发生发展的不同层次。随着病邪的强盛，病程的发展，病位的深浅也在不断地变化。一般来讲，初感风寒湿邪，正气未衰，病位较浅，多在皮肉之间，症以肌肤麻木不温，恶寒畏风，或以肌肉沉重酸痛为主；若病邪入里或直入筋脉之间，则出现肢体关节疼痛、肿胀、屈伸不利；若痹证日久，邪气留滞不去，经脉受阻，正气渐虚或再复感外邪，病位则继续推进深入骨骺而致病位根深，难以遽除，故症见关节肿胀，屈伸障碍或畸形，疼痛较重。痹痛病位之深浅与病邪之盛衰、体质之强弱有很大关系。体质强盛者，病邪传变较慢或不再深入；体质

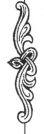

虚弱或反复感受外邪，病变部位则深入较快，病情越来越重。因此审视病位可判断痹证发生发展的某个阶段。估计病邪之深浅，是决定使邪从表解还是邪从里除而遣方用药之根据。

2. 审痹痛之性质　以判病邪风寒湿

痹证所感的邪气各有所偏胜，不能等同而论。如偏于风邪者，因风性善行而数变，故其疼痛呈游走性，部位不定，多发于上肢、肩背部；偏于寒邪者，因寒性收引凝滞，使气血凝涩不通，故其疼痛拘急或冷痛，部位多在关节而不移动，往往因寒而痛剧，得温则痛减；偏于湿邪者，因湿性黏滞而缠绵，故其疼痛重着，腿脚沉重木胀或关节肿胀；偏于热邪者，因热为阳邪，其性急迫，最易灼伤津液，使之留聚成邪，故症见关节红肿热痛，疼痛较为剧烈，手不能触，并多兼高热、口渴等全身症状。在以上邪气中，湿邪居于首位，寒邪次之，风、热之邪虽然常见，但均伴有湿邪，如风湿或湿热并存。辨别痹证的性质，是为了针对病因而辨证施治。

3. 审痹证之新久　以测正邪之盛衰

审痹证之新久，可以测知正气与邪气的盛衰。一般而言，新病邪气实，久病正气虚；新病邪在肌肉或筋脉，久病邪气入里，多在筋脉或骨骸之中。随着病程的发展，其病位不但发生改变，且初感邪气的性质也必然随着病程和机体变化而发生不同的改变。如风为阳邪，善行数变，初感人体后，邪在肌表，有汗则能随之外泄而风消，无汗时风邪亦可随着血行而势减，故风邪袭人，多不久留。病初风邪虽盛，病程略长则随血自消或留住甚少，临床常见行痹之初以审痛为主，久则痛有定处；寒邪之至，多伤于阳，

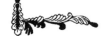

寒主收引而痛，初病寒邪较盛，病久则随着体内阳气的变化而寒气渐减弱，疼痛减轻，以恶寒为主。若寒邪过盛，体阳被伤，湿气不化，出现寒湿互结，久治不愈；风寒之邪相合，初以游走剧痛为主，久则风去而寒留，寒与湿结而转成寒湿痹；亦有初患寒湿痹，久痹不通而瘀结化热，转变成湿热痹；或病初寒气盛，病久则寒邪随体阳而减又可转化为湿盛；湿邪致病，初以肢体沉重、头重如裹为主，久则随着机体阴阳盛衰的变化而出现两种从化：从阳则热，转化为湿热痹；从阴则寒，转化为寒湿痹。寒湿互结，易伤气血，缠绵不愈，又湿邪重着黏滞，滞留阻遏气机，关节肿胀而变形。湿热之邪易入血脉，热邪夹湿上侵于心，常见于心痹。

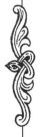

审病之新久，是为了解病邪的转化规律，掌握病势的变化特点，对于辨证论治是大有益处的。

4. 审体质之强弱　以辨气血之盛衰

审体质之强弱，是根据痹证的病因病机及临床表现，综合性地分析机体正气的强弱，这对病势的转归及指导用药十分重要。历代医家均十分重视。"治病之要，首当察人体质之阴阳强弱，而后方能调之使安"。体质影响病势的转化，而人的体质又与饮食、情绪和所处环境寒冷、潮湿有关，要全面分析疾病与整体气血盛衰的情况，正气的强弱常常是疾病进退的关键因素，要想有效地驱除病邪，必须依靠正气的充实，在正气不足的情况下，单纯祛邪往往是无效的，所以在调整气血的同时方能驱除邪气。

二、辨证论治

对痹证的辨证首先要在"四审"的基础上确定痹证的性质。关节红肿灼热疼痛者为热痹；关节酸痛游走不定者为行痹；关节剧痛，痛有定处者为痛痹；肢体酸痛，肌肤不仁者为着痹。并同时掌握病邪之新久、病位之深浅及气血损伤脏腑亏虚的证候。

治疗痹证总的原则以祛风、散寒、除湿、清热及疏经通络为主，常用方剂有独活寄生汤、羌活胜湿汤、蠲痹汤、二妙散、木瓜丸、活络丹等。这些方剂诚然有效，但若原方不动去应用，实难达到理想的疗效。王老师遴选诸方中之优势，根据临床症状重新组方、对症加减。其辨证用药特点有：

1. 风邪盛者当先活血，慎用疏风

"风为百病之长"，多与寒、热、湿邪并存。当风邪偏盛时，用药当先活血为主，因风为阳邪，善行而数变，风邪虽盛，但随着血液运行而风势日减，故新病风盛时当慎用疏风，待风邪势减可改用和血疏风；若久病多虚者，虽有风邪窜痛之症，但因寒湿所阻而不易除，故慎用疏风，因风散泄气，每使正气更虚。宜用活血，风随血行，血行风自灭，不用疏风之药而风自散也。临床常用当归、川芎、赤芍、鸡血藤、红花等。

2. 湿邪盛者当先利水，慎用燥湿

湿为阴邪，其性黏滞重着，病邪在里，尤忌燥湿，燥而散发，尤如沸水之气散发于体内其他部位，终为隐患而后发病。临床治疗湿邪较盛者主张"治湿先活血，血行湿自除，祛湿不利水，湿邪无路行"。常用茯苓、泽泻、防己、萆薢

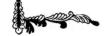

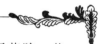

除湿，木通引湿邪从小便而出；若偏湿热者，用茵陈、黄柏、黄芩、木通。不宜用知母、石膏，因知母、石膏虽然能清热，但有生津滋阴之作用，用之则邪恋不出。

3. 寒邪盛者当先温经通络，禁用大热

王老治疗寒邪较盛的痛痹从不用草乌、川乌、附子之类，他根据多年临床实践经验认为：寒邪较盛时用活血通络的温热药效果较好，疾病恢复较快。若用辛温大热之药，会使体内寒湿之邪凝聚，热包裹于外，邪不能出，疾病恢复缓慢。临床常用川芎、桂枝、赤芍、红花、灵脂、鸡血藤之类以活血温经。

4. 久病邪深者用强力攻冲药

病邪日久，深入骨脉之中，用一般祛风湿之药不显者，必用强力攻冲走窜之剂，常用药物：姜黄、穿山龙、山甲珠、王不留行、蜈蚣等。

5. 久治不愈"顽痹"用小柴胡汤

王老说：有久治不愈者，虽在炎热盛夏之际，亦必得穿着棉裤而尚无热感，否则自觉寒冷难挡。此为病邪入里，阻止气血之通路，邪居表里之间，使少阳经脉不通，病邪外出无路，内泻不通。虽有各种活血化瘀、祛湿散寒等药，均不能通达而除之。只有加强少阳枢机作用，令其表里通达，使病邪有路排出，唯用小柴胡汤可以通其枢转之途径。

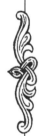

三、典型病例

1. 行痹案

郑某，女，42 岁。1991 年 9 月 7 日来诊。自诉周身关节游走性窜痛半年余，曾到市某院检查，诊为风湿。用中西药治疗无好转而来诊。刻下：自觉症状日重。以四肢关节疼

痛较重，左右上下窜痛无定处，夜间常痛不能眠。夏季适值天气炎热，亦觉关节透风而不能穿裙衣。现天气渐寒，症状加重。神志清，面色光泽，形体正常。肢体关节无红肿，活动不受限。舌质淡红，舌苔薄白，脉沉细。验血沉、抗"O"均正常。诊断：行痹。

证属风寒之邪阻滞脉络，风邪偏盛所致。治以活血通络、祛风散寒。药用：当归、川芎各15g，赤芍20g，防风15g，秦艽、桑枝各20g，姜黄15g，豨莶草20g，海桐皮、五加皮各15g。

服药6剂后，二诊：关节窜痛显减，仍恶风畏寒，守方去防风，加鸡血藤20g、牛膝15g。

服6剂后，三诊：关节窜痛全消，但四肢关节仍隐隐酸痛，自觉寒凉有透风之感觉。上方加丝瓜络15g、黄芪30g。又治疗半个月而痊愈。随访1年未复发。

王老说：此为行痹，因风寒之邪侵袭，风邪偏盛而窜痛。风邪侵入，善行而不停留，一般的规律是随着病程而风自渐减。此患发病半年之久，风邪无减，其原因是寒邪恋之，邪气日深而难出。风邪虽然随血运行，但因寒邪束之而不能散发于外。故方用当归、川芎、赤芍以活血养血；用防风、秦艽疏风散寒，防风甘温发表，使风寒从表解，配秦艽疏风力更强。两药温而不燥，为祛风药中的润剂，散药中的补剂，且无泄气之弊；桑枝、姜黄祛风通络之力直达四肢；五加皮、豨莶草、海桐皮祛风且寓有补肝肾强筋骨之功。当风邪稍减后，去防风加鸡血藤、丝瓜络、牛膝行血补血，温通不伤血；用黄芪补气祛邪，补而不滞，共收活血祛风散寒之功效。

2. 痛痹案

赵某，女，34岁。1991年9月19日初诊。

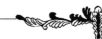

患者于年初因气候寒冷始觉周身关节酸痛，渐渐发展到下肢疼痛明显，上楼时腿沉重，关节疼痛剧烈，继而膝、踝关节肿胀，到西医院检查诊为风湿性关节炎，住院治疗 1 个月后好转出院。近 1 个月来上症复发而来诊。刻下：膝、踝关节剧痛，肿胀，屈伸不利，痛不可触。每逢阴雨天疼痛加重，得热则痛减，饮食二便正常，步履不便，可站立而不能下蹲，双膝、双踝肿胀有压痛。面色淡白，神情苦闷，舌质淡、舌苔白，脉沉弦而紧。血沉正常，类风湿因子阴性，抗"O" 1/1250。诊断：痛痹。

证属寒湿之邪闭阻经络而以寒邪偏盛。寒为阴邪，其性凝滞，寒湿留注关节而肿痛。治以温经散寒、通络除湿。药用：桂枝、川芎、五灵脂、当归、姜黄、羌活、防己、苍术各 15g，秦艽 20g，木瓜 15g，牛膝 20g，杜仲 15g，豨莶草 20g，海桐皮 15g。

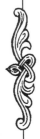

3 剂后，二诊：症状无明显好转，上方加鸡血藤 20g、延胡索 15g。

服药 6 剂后，三诊：关节疼痛明显减轻，上方去姜黄、延胡索、五灵脂，加巴戟天 20g、菟丝子 15g。又服药 12 剂，下肢活动自如，肿胀全消，但仍有轻微的冷痛，抗"O"下降至 1/800。继续治疗月余，病告痊愈。

王老治疗寒邪盛之痛痹禁用附子、乌头；延胡索、五灵脂之类的止痛药用之也少，除非剧痛难忍时可用之，待疼痛缓解则不再使用。故方中用桂枝、川芎、五灵脂、当归、姜黄，重在温经活血；用羌活、防己、苍术、秦艽、木瓜祛湿散寒；牛膝引药下行；杜仲、豨莶草、海桐皮、鸡血藤疏风散寒兼能补肾强壮筋骨；又加巴戟天、菟丝子温阳补肾、祛湿散寒。全方药性温和，祛寒力强，是治疗痛痹之妙方。

3. 着痹案

金某，女，47 岁。1992 年 1 月 4 日初诊。

患者 1 个月前无明显诱因自觉四肢沉重，晨起双手肿胀不能握物，活动 1 小时后手肿胀渐减，曾到几家医院检查均未确诊，服中药治疗亦无好转。近 10 天来，四肢沉重明显，伴有关节酸痛，双腿沉重屈伸不灵，上楼十分困难而来诊。

刻下：症同前，双手肿胀，按之无凹陷，手指活动不灵，屈曲不能握拳。面色淡白，舌质淡红，舌苔白腻，脉沉缓。诊断：着痹。

证属寒湿之邪侵袭，以湿邪偏盛，因湿为阴邪，其性重浊黏滞，滞留四肢肌肉关节，脉络受阻，故四肢沉重，活动不灵。治以祛湿利水、温经通络。药用：苍术、防己、木通、草薢各 15g，桑枝、秦艽各 20g，羌活、川芎各 15g，赤芍 20g，姜黄 15g，豨莶草 20g。

3 剂后，二诊：自述四肢有轻松感，下肢活动灵敏，尿量增多。上方加狗脊、续断各 15g。总共服 12 剂痊愈。

王老认为，此证因于湿，湿邪入内有两种从化，从寒则转化为寒湿，从热则转化成湿热，两者均有体沉重感，但从寒化者肢体肿胀而无热无红，从热化者肿胀局部皮肤红，扪之热。故王老以寒湿着痹论治，方中苍术、防己、草薢、羌活、木通、秦艽祛湿通利小便；姜黄、桑枝既能祛湿散寒又引诸药直达四肢；川芎、赤芍活血通络，血行湿则除；又加狗脊、豨莶草、续断温阳化湿、宣通血脉，补而不滞，行而不泄，温而不燥，共收温通化湿之功效。

4. 热痹案

徐某，女，36 岁。1991 年 11 月 28 日初诊。

患者 1 个月前发烧，体温 38.4 ~ 39.1℃，继而双膝疼

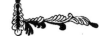

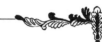

痛，红肿发热。到医院检查诊为风湿病收住院治疗。用双氯灭痛、阿司匹林及静滴抗生素、氢化考的松等治疗，体温基本正常，但仍无好转而来诊。刻下：双膝关节、双踝关节均红肿热痛，以左腿关节疼痛为重，近1周又觉窜痛至腕关节，但无红肿。双腿疼痛不能屈伸。饮食减少，大便2～3天1次，略干，尿黄，伴有气短、乏力、心慌、恶风、口干欲饮，双膝、踝关节红肿，按之痛，皮肤热，屈伸疼痛，活动受限。神志清楚，面色不泽，形体均匀，舌红、苔薄黄，脉滑数。血沉60mm/h，抗"O" 1/833。诊断：热痹。证属湿热合邪为患，邪留关节，经络受阻，闭塞不通，郁而热甚，致关节红肿疼痛。治以清利湿热、通痹活络。药用：黄柏、苍术、木通各15g，茵陈20g，防己、木瓜、当归、川芎各15g，赤芍20g，丹皮15g，鸡血藤、秦艽各20g，海桐皮15g。

服药3剂。二诊：关节疼痛略减，其他同前。上方加桑枝20g、威灵仙15g。

服6剂后，三诊：关节肿胀渐消，疼痛明显减轻，可以缓步自行。又按上方中加入萆薢15g，去威灵仙。

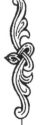

6剂后四诊：关节红肿全消，走路仍疼痛，有气短、口干、乏力。首方中去黄柏、木通、茵陈，加泽泻、枸杞、麦冬、甘草各15g，又服药6剂，诸症减轻，加减调治而安。

王老说，热痹多因湿邪为患，外感湿热或湿邪内郁化热，故治疗以清利湿热为主。历代医家治疗热痹惯用白虎桂枝汤加味，王老对此治疗持有不同观点，他认为：白虎桂枝汤中知母、石膏均属大寒清热之品，且又有滋阴生津之功效，用于热邪伤阴或气分之热功效甚显，但用于湿热之痹证却有不妥之处。因热痹之热中有湿，只需清利湿热而无滋阴生津之必要，湿邪未尽而又生津，恋邪难除。桂枝甘温发

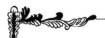

汗，用于寒湿之痹可解肌散寒。而热痹表无寒束，痛处已经红肿热，再无需温通解表。故以黄柏、苍术、茵陈、防己、木瓜、秦艽、海桐皮清利湿热；木通引湿热之邪通入膀胱从小便而出；当归、川芎、赤芍、鸡血藤活血通络，因热痹活血后恐其血滞，故以丹皮佐之而又能散瘀。

5. 肌痹案

王某，女，32 岁。1991 年 11 月 26 日初诊。

患者半月前因感受风寒后周身不适，第二天四肢肌肉疼痛，逐日加重，酸痛不能活动，动则痛甚，恶风畏寒。曾到西医院检查亦未确诊而来诊。刻诊：四肢肌肉酸痛难忍，夜不能眠，饮食二便正常。检查：四肢关节无红肿，皮肤无瘀斑，按之不温，四肢肌肉按之疼痛，患者行动障碍，神志清楚，表情痛苦，舌质淡苔白，脉弦紧。血沉、抗"O"均在正常范围。诊断：肌痹。

证属风寒之邪侵袭，邪客于肌，寒性收引，气血运行不畅，血为寒凝，脉络不通而痛。治以活血通络、散寒止痛。药用：当归、川芎各 15g，赤芍、鸡血藤各 20g，五灵脂、羌活、防风、荆芥各 15g，豨莶草 20g，海桐皮、姜黄各 15g，红花 10g。3 剂。

二诊：四肢肌肉疼痛大减，夜间已能睡眠，上方加丝瓜络 20g，又连服 9 剂而痊愈。

王老说，痹证根据感受风、寒、湿之气之偏盛，分为行痹、痛痹、着痹。古人又按邪之深浅分为筋、脉、皮、骨、肌五痹及气、血、肉、筋、骨痹等不同命名，但发病之因终不外风寒湿邪。本例肌痹即属痛痹之范畴，王老认为：在临床中单纯以肌肉疼痛者少见，故独举例。方中当归、川芎、赤芍、红花活血散瘀；五灵脂、鸡血藤、姜黄活血散寒且能止痛；

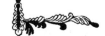

豨莶草、海桐皮驱风散寒，从里达表；防风、荆芥配之使风寒之邪从肌表而解；又加丝瓜络疏通被瘀之脉络，使气血流通。

6. 风寒湿三邪鼎足而立案

程某，男，32岁。1991年12月3日初诊。

患者20天之前曾患感冒，服感冒通等好转，但周身酸痛，四肢大关节窜痛不休。持续1周后，周身关节均痛，又以手指疼痛为重。近10天来，周身窜痛加剧，或左或右，或上肢或下肢，时而酸痛，莫名其苦，时而突发刺痛而无定处。曾用中西药治疗仍无好转而来诊。刻下：症状日趋加重，肢体消瘦，活动受限。伴有恶风寒，喜近暖，随天气阴冷而加剧。饮食一般，二便正常。检查：神清语利，痛苦呻吟，面容消瘦，形体活动不灵，膝、踝关节有轻微肿胀，按之凉。舌质淡，舌苔白，脉沉紧。

证属感受风、寒、湿三邪，邪势并驱，邪气过盛，阻碍气血不得运行。正不胜邪而症状日趋加重。治以通经活血、扶正祛邪的"身痛逐瘀汤"加味。药用：没药、当归、川芎、五灵脂、桃仁、红花、羌活各15g，秦艽、牛膝各20g，地龙10g，甘草15g，黄芪30g，豨莶草、鸡血藤各20g。水煎服，3剂。

二诊：周身关节窜痛明显减轻，现以上肢关节及腰骶关节疼痛尤重。上方加姜黄15g、狗脊20g、续断15g。服药12剂而愈。

王老说：痹证在临床多见，但风寒湿三邪鼎足而立的痹证并不多见。尽管三邪杂合同时而致，所致之风寒湿邪亦非等量而入。即使三邪等同而侵袭于内，随着机体气血阴阳的变化，所感之邪也各有消长。如素体阳虚，寒邪多偏胜；素体阴虚有热者，湿邪从化于热者多见；若素体痰湿较盛者，

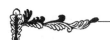

湿邪易于着感，风邪恋之不出。所以痹证出现偏胜之不同。若机体正气不足，无力抗邪外出，风寒湿三邪鼎盛，则出现三邪杂合的痹证。症状表现为疼痛剧烈，在短时间内即出现肢体消瘦，疼痛窜到周身各个关节，若用一般治痹证的方剂则均无效果，因为三邪太盛，机体正气不足，只靠药物祛风散寒，内无正气驱之，邪气决不会外出。唯活血通经，扶正攻之，使周身气血通行，正气充盛，邪势渐消，故用身痛逐瘀汤加扶正药，方能活血化瘀、通达脉络，使被郁遏的正气得以恢复，又加入黄芪益气，内有驱邪之动力，外有羌活、秦艽、豨莶草、地龙、牛膝等诸药攻冲，故病邪速歼而疗效显著。

7. 顽痹疏通少阳案

严某，女，48岁。1987年4月初诊。

患者自20多岁则患腿痛，每年冬、春两季疼痛明显，服去痛片等药治疗好转，亦未到医院治疗。近5年来双膝疼痛加重，畏寒怕冷，阴雨天更为严重，每年多次求医均以类风湿性关节炎治疗，服中西药无数效不显而来诊。现病仍加重，双下肢沉重疼痛难移，走路屈伸困难，至夏季虽在炎热烈日之下，亦觉双腿如置冰中，必穿棉裤而无热感，否则自觉寒冷难挡。尽管上身大汗淋漓而下肢依然寒凉无温。检查：双腿衣着较厚，屈伸困难，双膝关节肿胀变形，扪之凉，皮色正常，舌质淡红，舌苔白腻，脉沉弦而细。证属寒湿之邪内侵，经久潜存不去，郁结半表半里之间。治以和解少阳、通达内外。药用：柴胡15g，黄芩10g，半夏、人参、甘草、生姜各15g，大枣20g。

服药6剂后，自觉下肢恶寒程度减轻，服药9剂后，下肢略感轻松，并在上身出汗的同时，下肢寒凉感减轻，同时微微地有汗出。此时停服小柴胡汤，改用活血温经、祛湿散

寒剂。药用：当归、川芎各15g，赤芍20g，红花15g，鸡血藤20g，五灵脂、桂枝、羌活、苍术各15g，木瓜、牛膝各20g，王不留行15g，秦艽、豨莶草各20g，海桐皮、穿山甲各15g。服药12剂后，下肢恶寒疼痛感明显减轻，屈伸较前灵活，患者有阴霾消散之感，精神体力均有好转。上方去桂枝、五灵脂、山甲、红花，加杜仲15g，狗脊、巴戟天各20g，黄芪30g。经调治1个月后，数十年顽痹终告痊愈。

王老认为，痹证反复发作，终年不愈，可达二三十年之久者称之为顽固性痹证。治疗顽痹用小柴胡汤是王老治痹证经验中的精华，他给学生讲少阳病的传经变化及治疗方法时，强调少阳病表里闭阻、病邪外出无路、内泻不通者用小柴胡汤。故在临床联想到痹证久治不愈，病邪内侵，阻滞气血（阴阳）流通之路，邪居表里之间，使少阳通行之路受阻，病邪外出无路，内泻不通。尽管用各种活血化瘀、祛湿散寒、通经活络等药，均不能通达病邪之路。只有加强少阳枢机作用，令其表里通达，使病邪出入有路，唯小柴胡汤也。

用小柴胡汤治疗顽痹时，必须症见上热下寒，双腿恶风寒，疼痛，沉重难移，终年扪之不温，且在炎热盛夏亦必得穿棉裤者，可用小柴胡汤。服药6~9剂，令其微汗而温时，当即停药，针对风寒湿邪的偏胜程度而施方用药。本例以寒湿之邪为主，因久闭不通，故用当归、川芎、赤芍、红花、鸡血藤、五灵脂、桂枝温经活血；用穿山甲、王不留行攻冲久闭之经脉，为气血流通、邪气内外宣泄畅开通道；用羌活、苍术、木瓜、秦艽、豨莶草、海桐皮祛湿散寒；牛膝强壮筋骨，引药下行。待病邪渐渐消退之际，则减去活血攻窜之药，加入益气扶正的黄芪和温补肝肾、强筋壮骨兼能祛湿

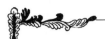

的杜仲、狗脊、巴戟天。此为王老治疗顽痹的宝贵经验。

论水谷不化与消渴病的关系

消渴是临床以多饮、多食、多尿、消瘦或尿浊，尿有甜味为特征的病症。

早在 2000 多年前，《内经》对消渴病的形成、证候以及治疗等就有较详细的论述，并根据不同的证候表现提出消瘅、热中、消中、脾瘅、膈消、肺消、食亦等病名。如《素问·奇病论》说："有病口甘者，病名为何？曰：此五气之溢也，名曰脾瘅。夫五味入口，藏于胃，脾为之行其精气，津液在脾，故令人口甘也，此肥美之所发也。此人必数食甘美而多肥也。肥者令人内热，甘者令人中满，故其气上溢，转为消渴。"后世医家在《内经》的基础上，对本病证候的描述更为确切，《外台秘要·消中消渴肾消》篇引《古今录验》说："渴而饮水多，小便数，有脂，似麸片甜者，皆是消渴病也"。又说："每发即小便至甜"，"焦枯消瘅"。《卫生宝鉴》说："夫消渴者，小便频数，其色如浓油，上有浮膜，味甘甜如蜜"。医家又针对不同的证候表现，分为上、中、下三消，如《证治准绳·消瘅》篇说："渴而多饮为上消（经谓膈消），消谷善饥为中消（经谓消中）；渴而便数有膏为下消（经谓肾消）。"就其病机和治疗，医家众说纷纭，金·刘河间说："上消者，上焦受病。中消者，胃也。肾消者，病在下焦。……本湿寒之阴气极衰，燥热之阳气太甚"。元·张从正说："消之证不同，归之火则一也。"提出

"三消当从火断"。李东垣论消渴"是津液不足，结而不润，皆燥热为病也"。直到现在，多数医家认为消渴病机多为"火热内炽，热耗阴津，阴亏液枯"。故治疗以清热泻火、生津止渴为法，分别以肺热、胃热、肾阴亏虚辨证论治。从其临床疗效观察，大多只能缓解其症，而不能痊愈其病，其原因在于没有弄清消渴病的病机。王老经多年临床反复观察验证，究古典之微旨，察临证之病情，依《内经》之理论，提出了消渴病的病机并非"阴虚为本，燥热为标"，而是由于"脾胃运化、转输的功能失调，水谷之气不能分解化生成可被机体吸收利用的精微"随尿排出而致消渴。

一、脾主运化胃主受纳与水谷代谢的生理关系

中医学虽然没有糖分解代谢之说，但糖来源于饮食，化生于水谷，谓水谷之精微，是营养人体的主要物质。而水谷精微的代谢主要是在脾胃的作用下，使饮食转化成可被机体吸收利用的物质。胃主受纳，脾主运化；胃属阳，脾属阴；胃主降，脾主升，两者互为表里，相互制约，保持动态平衡。当食物经口腔食道入胃，胃首先起到初步腐熟消磨水谷的作用，将消磨的食物传化于小肠，经小肠分别清浊，其清者为水谷之气，被吸收转输于脾。脾主运化、输布精微，又将水谷之气再进一步化生分解成可供机体吸收利用的水谷精微，运输到心肺，从阴化血，从阳化气，转输周身。故曰："脾为胃行其津液"。其行津液之功能在于"脾主运化"。

脾的运化功能分为两大方面：一方面是"化"，脾有分解化生水谷之气的功能，是将胃已初步消化的食糜（水谷之气）再进行分解化生成可被机体吸收利用的水谷精微；另一方面是"运"，脾有转送运输功能，是将水谷精微转送运输

敷散于周身，以营养五脏六腑、四肢百骸、皮毛筋骨肉等各个组织器官。故曰："脾为后天之本，气血生化之源"。胃主受纳以消磨水谷，脾主化生以散精，脾胃健运，消化正常，水谷精微出入有序，才能维持"清阳出上窍，浊阴出下窍，清阳发腠理，浊阴走五脏，清阳实四肢，浊阴归六腑"的各种正常的生理代谢功能。

二、脾失运化为消渴之枢要

消渴病由饮食失节、情志失调、劳倦内伤所致。病消渴者常过食肥甘，肥甘厚腻之物损伤脾胃，脾胃消化与吸收功能障碍，导致水谷不化及其相应的精微代谢失调的病理改变。

从消渴的多饮、多食、消谷善饥、小便频而清长、形体消瘦、乏力等症状分析，无不与脾胃功能障碍、运化机制失调有关，其发病机理有以下四方面。

1. 脾虚不能散精

饮食水谷，皆入于胃，胃能吸收水谷之气，却不能直接供应于身，必先输之于脾，再经脾之运化，蒸津液，化精微，布于周身。当脾虚不能为胃行其津液，使水谷之气不能运化输布而独留于脾；亦有胃气虚弱，不能将水谷之气转输于脾，使水谷之气下注，随尿排出而导致津液流亡的消渴病。

2. 脾虚运而不化

脾虚运化功能失调，运而不化，只能运输水谷之气，却不能再将大分子的水谷之气分解化生成可被机体吸收利用的小分子水谷精微，导致机体不能吸收利用合成，故水谷之气随尿排出。所以王老称之为"水谷不化"之病。

3. 脾胃气机升降失调

脾胃虚弱，升降无力，胃气应降不降，脾气当升不升，

水谷清浊之气不分，津液趋下，注于小肠，渗于膀胱，使水谷之气未经宣发即外泄，故出现小便有脂似麸片而甘。

4. 脾、肺、肾三脏失调

脾虚不能助胃行其津液以上输于肺，肺气不足，"肺为脾之子，脾肺气虚，不能输布津液，肺为精微布化之上源，肾为精微蒸化之下源，肺虚不能肃降，肾虚不能蒸化，脾虚不能输布而使水谷精微下注膀胱随尿而出。

总之，脾虚水谷不化，不能敷散精微，使水谷之气流亡是消渴病的主要病机。由于水谷精微丢失，机体不能吸收利用而出现多饮、多食、多尿、消瘦的"三多一少"症。

（1）多饮

肺居上焦，肺中之阴赖脾气输布津液以滋润，当脾虚运而不化，虽能运送水谷之气于上焦，却不能将水谷之气分解化生成水谷精微以散布于肺，肺失脾土之津而干涸，化燥生热，热反伤阴，心火亢盛，故烦渴而欲饮。

（2）多食

胃虽能纳谷，但脾虚运而不化，胃中消磨的水谷虽多，脾运速度亦快，而未化成精微，机体不能吸收利用，脏腑失养而饥饿多食。

（3）多尿

由于饮食过多，水谷不化，脾不输布津液，肾不能蒸化而随尿排出，故饮一溲二。

（4）消瘦、乏力

人体机能活动全赖胃的精微物质，但必须经过脾脏的运化才能输送到经脉而达全身，当脾不能为胃行精微，机体内得不到饮食物质的营养，经脉不充，骨肉不发。亦因脾虚运而不化，水谷之气虽然被运行于周身，但未分解化生成水谷

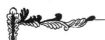

精微，尚不能完全气化酵解于肌肉筋骨之中，故消瘦而乏力。

三、健脾和胃乃治消渴之本

历代医家多由燥热伤津论治，治以清热救阴之法，常用白虎加人参汤、玉女煎、六味地黄之类。这些治法在止渴抑饥方面确有一定疗效，概因消渴病为"水谷不化"，所以用滋阴清热难以治愈。然而，消渴一病确有燥热亢盛、津液亏耗之标症，但却不是消渴之本。若只求病因于燥热，治之以寒凉，理尚不妥，尤其不能辨明的是本病证现燥热炽盛、阴津亏耗的同时，伴有小便频数而清长。"膀胱者，州都之官，津液藏焉"。焉有津液耗伤小便却清长者？若谓燥热阴虚，并无其他热象出现，遂投寒凉清热之剂，苦寒伤胃，胃气不行，脾不散精，反致病情加重。若用养阴增液法亦有不妥，高鼓峰说："胃阴充足则思食"。《临证指南医案》按语中指出："不饮不食，胃汁全亏"。而消渴病却消谷善饥，多食多饮，又何以谓之阴亏乎？王老据临床实践经验认为消渴乃"烦热阴虚为标，水谷不化为本"，详审病因病机，皆因损伤脾胃，脾不散精，谷气流亡所致。因此，王老治疗消渴以健脾和胃为主，佐以补肺肾之气。

四、病案举例

金某，男，48 岁。1991 年 6 月初诊。

患者烦渴、多饮、多尿 4 个多月。病初只有口渴欲饮，当时自认为活动过多汗出而渴，因此亦未到医院检查。2 个月前，口渴加重，喝水虽多而口渴不解，同时尿频尿量多，到医院检查，检查空腹血糖 16.78mmol/L，尿糖定性

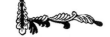

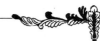

（++++）。服用中西药物治疗至今亦无明显好转而就医。刻诊：口渴引饮，尿多，不喝水则觉口干舌燥难忍，饮食量多而有饥饿感，伴有周身乏力，舌质红，苔薄白，脉沉细略数。

证属脾虚不能运化水谷精微，脾不能输布精微所致。治以健脾益气、化精止渴。药用扶脾消渴汤（自拟方）：人参、白术各 15g，山药、沙参各 20g，麦冬、百合、玉竹各 15g，焦楂 20g，内金、陈皮、甘松、葛根各 15g。3 剂，日 1 剂，水煎分 2 次服。

二诊：自觉口干减轻，腹中饥饿感明显减轻。上方加枸杞、菟丝子各 15g。12 剂。

三诊：烦渴引饮等所有病症均明显减轻，尿糖（++），血糖 10.46mmol/L。继服上方，又经过半个月调治，血糖恢复正常，尿糖偶尔出现（+）。又巩固治疗一段时间，至今未发。

王老自拟"扶脾消渴汤"意在健脾而化水谷之精，方用人参，扶脾益气生津，温阳化精止渴；因脾虚湿盛而精不得化，用白术、山药健脾燥湿，湿邪除则气得周流而能散精。三药为君，功专扶脾又能补肺，脾健则化水谷之气为水谷精微，肺气通调以行治节之令，但因为脾虚不能散精于肺而肺燥，故医以沙参、麦冬、百合、玉竹润肺，以收耗散之肺气，使肺气肃降，化水谷之气为精微。肺朝百脉，调节血液循行常道，助脾敷散精微于全身各处。佐以内金、焦楂健脾消谷；得人参、白术资助，消化作用更强，可直接将水谷之气分解化生成水谷精微；陈皮、甘松理气醒脾、导滞除壅；葛根轻扬升发，鼓舞升腾脾胃之阳，三药为使，共同调整全身气机的升降出入及水谷精微的代谢。

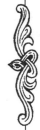

胃病辨治宜通亦补

一、胃虚需补，通补宜兼

　　脾胃位居中焦，两者互为表里，谓后天之本，气血生化之源，气机升降之枢纽。胃病日久，脾胃虚弱，中焦气虚，水谷精微运化无力，日久必成水湿中阻，故胃虚之证多见挟湿，湿浊不得宣化，清阳不能上升。故在治疗脾胃气虚证时，在补气方药中常配伍芳香化湿、淡渗利湿之品，常选用白豆蔻、草果、苍术、薏苡仁、藿香、佩兰等。对于治疗中气下陷患者，化湿之品更不可少。因其湿邪中阻，清阳难升，运化难复，气血难充。可见治胃虚之证，补中宜寓通，而通即意补，其要点在于补而不腻，通不伤正。

二、久病瘀滞，通中寓补

　　胃病日久，耗气伤津，气虚推动无力，血行瘀滞，即所谓"久病多虚"、"久病多瘀"。因此，慢性胃病多呈气虚血瘀之候。对这类病人，应立益气健脾、活血化瘀之法方能奏效。本法意在健脾益气而不壅滞，攻伐逐瘀而不伤正，攻中有补，补中有行，是可相辅相成。治疗久病胃痛常在选用太子参、黄芪、白术、甘松、砂仁等益气健脾、醒脾和胃药的同时，配伍失笑散、川芎、文术、桃仁、红花等活血化瘀止痛之品。运用活血化瘀药意在治标，宜中病即止，切忌一味追求活血即能通络，即能止痛，久用徒伤正气，对于疾病康

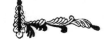

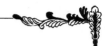

复反而不利。

三、清养胃阴，以制肝火

脾喜燥恶湿，胃喜润恶燥，脾气宜健，胃阴宜养。清养胃阴，以制木火，叶天士《临证指南医案》多有论述。肝木横逆乘土，中州受病，然土有阴阳之别，当分别论治。若肝木厥阴郁气伤及脾土，仲景谓："见肝之病，知肝传脾，当先实脾"。若肝木厥阴逆气侵犯胃土，则用叶天士之清养胃阴以制肝火之法，其意源于仲景之说。肝火犯胃、肝脾不和为慢性胃病中常见证型，其中素体阴虚、胃阴不足者有之；肝火犯胃，日久灼伤胃阴者有之；医者滥投清泻苦寒伤阴者亦有之。然而，胃阴不足则肝木易乘，其治法总称肝胃同治，但非单纯甘寒或咸寒之品可治，亦非滋腻补阴能调，因咸寒滋腻碍胃，甘寒力缓难抑横木。《内经》云："肝苦急，急食甘以缓之"，"肝欲散，急食辛以散之，用酸补之，苦泻之"。故宜阴柔清养之法，取其酸甘化阴以制肝木乃为妙法。临床常可选用白芍、甘草、五味子、乌梅、玉竹、麦冬、石斛、荷叶、川芎等药。

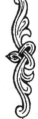

论治痰三法

王老善治痰证，无论外感咳嗽，还是内伤痰喘，均有专长，并提出行之有效的治痰三法。

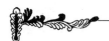

一、贮肺之痰须速除

经云：肺为贮痰之器。因为肺脏具有主宣发肃降、通调水道的功能，说明肺具有调节机体水液代谢的作用。如果肺的宣肃失调，则水液就会聚而为痰，存贮于肺。而痰这种病理产物一旦形成，又会成为一种致病因素作用于机体，导致脏腑功能失调，变生他证。因此贮肺之痰必须速除。常用治法有三。

1. 宣肺化痰

适应证为因外感或久病复感外邪而咳嗽、咯痰、痰色白而多泡沫，舌淡红苔薄白，脉浮或滑。常用药：桑叶、菊花、前胡、杏仁、橘红、紫苏、枇杷叶、甘草。肺主一身之气，外合皮毛，主宣发。若外邪犯肺，则肺气郁闭，肺之宣散布津功能失职，就会使津液聚而为痰。故凡因外感而致之痰证，治宜宣肺化痰。另外，由于辛味入肺经，加之外邪中以风寒为多见，故常采用辛温发散之品以驱外邪。

2. 清化热痰

适应证为久病积痰化热而见咯痰黄稠、咳嗽、胸闷气短、面赤、咽干、舌红苔黄、脉数者。常用药：瓜蒌、竹茹、桔梗、海浮石、知母、黄芩、黄连、栀子。王老认为咯痰黄稠、胸闷而无表证者，说明其病属痰热恋肺，可直投苦寒清热化痰之品以除热痰。即"热者寒之"之意。

3. 温化痰饮

适应证为咯痰清稀，量多色白，形寒肢冷，经久不愈，伴见咳喘气短，不能平卧，舌淡苔白腻，脉沉滑。常用药：桂枝、茯苓、干姜、细辛、五味子、半夏、葶苈子。

《温病条辨》云："肺主一身之气，气化则湿亦化。"即

言正常情况下，通过肺的气化功能，宣发布散，通调水道，则肌体不会有水液存留而为患。如果肺失肃降，治节无权，津液聚为痰饮，伏肺而致咯痰量多，气短不能平卧。饮为阴邪，得寒则凝，得温则行。《金匮要略》云："病痰饮者，当以温药和之。"故常选辛而温的中药以驱伏肺之痰。

二、见痰休治痰　治其生痰之源

本治法是言切忌见痰只治痰，而应根据四诊，详究细辨，查找生痰的根本原因，然后遣方用药，绝其生痰之源。

王老认为外痰生于脾，本于肾，贮于肺。即是言外痰的形成与肺、脾、肾三脏密切相关。脾失健运，水谷精微不能正常运行；肾开阖失司，气化不利；肺失肃降，治节无权，均可导致水湿停聚而为痰。因此，在治生痰之源方面，王老提出强肺、健脾、助肾三大治法。

1. 强肺法

是指通过加强肺脏自身的功能，使外邪不可干，痰饮不能伏。适应证：每因感受触冒外邪而咯痰、喷嚏、咳嗽、气短、语声无力。舌淡红，脉浮滑。常用药：党参、黄芪、白术、桔梗。

肺主一身之气，为水之上源，通调水道，只有维持肺脏自身功能的正常，才能使机体免受外邪侵袭，并将脾胃消化吸收后的水谷精微通过宣发肃降功能而输布周身，濡养机体，无用的水液排出体外。因此，常选党参、黄芪等药补肺固卫。

2. 健脾法

是指通过药物调节，增强脾脏功能，水湿得运，痰无从生。适应证：咯痰量多，胸脘痞满，恶心纳呆，腹胀，便

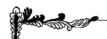
溏。舌苔白，脉沉滑。常用药：党参、山药、白术、茯苓、甘草。

《医方集解》云："痰之生由于脾气不足，不能致精于肺，而瘀以成者也。治痰宜先补脾，脾复健运之常，而痰自化矣。"因此，临床宜酌加健脾化痰之药。

3. 助肾法

是指通过温助肾阳、滋助肾阴之法来增强肾脏的功能，防止水泛为痰。适应证：肾阳虚者表现为：咯痰伴腰酸，形寒肢冷，精神不振或五更泄泻，舌淡苔白，脉沉迟而尺脉无力；肾阴虚表现为：咯痰伴腰膝酸软、眩晕耳鸣、健忘失眠、口咽干燥、五心烦热，舌红少苔，脉细数。常用药：肾阳虚用附子、肉桂、补骨脂、鹿角胶、淫羊藿；肾阴虚用熟地、山萸肉、枸杞、龟板、鳖甲、泽泻、黄柏。

王老常谓：肾主水液而司开阖，内寄元阳元阴。若肾脏功能失常，不仅其自身开阖失司，气化不利，水注为痰，而且影响肺脾两脏，从而产生痰饮或加重痰饮。因此，强调助肾尤为重要。正如《景岳全书》言："五脏之病，虽俱能生痰，然无不由乎脾肾。盖脾主湿，湿动则为痰，肾主水，水泛亦为痰。故痰之化无不在脾，痰之本无不在肾"。

三、见痰勿忘理气　气顺则痰消

此法所言理气，含义有二：其一是指在祛痰剂中宜酌加理气之品，以调畅气机；其二是指宜重视调理肺、脾、肾、三焦、膀胱等脏腑的气化功能。

1. 祛痰剂中酌加理气之品

常用药为柴胡、香附、枳壳、川朴、橘红。

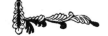

《证治准绳》曰："不治痰先治气，气顺一身津液亦随之而顺矣。"各类咳痰患者无论男女，均存在气郁的表现，故于方中宜佐理气之品，如此则均能收到良效。

2. 调理脏腑的气化功能

常用药为"见痰休治痰，治其生痰之源"中所述的强肺、健脾、助肾之药。

《杏轩医案续录》曰："气可化水。"《类经》云："元气足则运化有常，水道自利，所以气为水母"。即是言只有肺、脾、肾、三焦、膀胱等脏腑的气化功能正常，才能完成津液的生成、输布与排泄，则痰自然消之，无所生成。因此临证宜重视调理脏腑的气化功能。

论慢性病治疗中的宜与忌

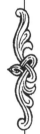

由于慢性疾病病程长，病情反复，往往兼有多种合并症，因此病情错综复杂。这些病人求愈心切，而治疗又不能取得速效。尽管医生尽了最大努力，但因收效不明显，病人仍有失望情绪，直接影响疾病的康复。王老在临证中对慢性病的治疗积累了丰富的经验，提出六宜六忌，以告诫后人。

一、宜重整体观念，忌顾此失彼

中医学独特的理论体系是整体观念。认为人是一个有机的整体，构成人体的各个脏腑在功能上相互协调、相互为用，病理上也是相互影响的，同时也认为，人生活在自然界中，人体的生理功能以及病理变化与自然界息息相关。如

《金匮要略·脏腑经络先后病脉证第一》所云："人禀五常，因风气而生长，风气虽能生万物，亦能害万物，如水能浮舟，亦能覆舟"。因此，王老在诊病中强调整体观念，要求患者将周身所有病情倾述殆尽，然后综合分析各脏腑之间生理上的相互联系及病理上的相互影响，结合发病季节、气候变化，最后作出结论，辨证施治。王老常谓："只有如此才不致于误人。为医者，不要见患者絮言就产生不耐烦情绪，这有违中医的整体观念，辨证不易得出正确结论"。

二、宜重四诊，审证求因，忌凭臆想，主观推断

诊病当审由衷之苦。意在诊治疾病，当须了解病人之至苦至痛之处，方不致舍本求末。往往病人第一句主诉是其最痛苦之处，要围绕其痛处，运用四诊，望色验舌，聆音嗅味，藉"十问"详询病情，细察脉理，识其病因，掌握病理，得出正确诊断，然后针对病因辨证施治。此为遵经所云："伏其所主而先其所因。"切忌只言片语，四诊不详，主观推断，用药焉能有效。

三、宜首辨标本，忌不识缓急

医生治病，必须首识标本，分清疾病的本末主次，病情的轻重缓急，然后遵循"急则治标，缓则治本"的法则，辨证施治。《素问·标本病传论》曰："知标本者，万举万当；不知标本，是谓妄行。"一般而言，机体的正气为本，致病邪气为标；病因为本，症状为标；旧病为本，新病为标，后病为标……。治疗上王老主张各种慢性病机体脏腑气血已衰者，治宜缓图，不可速胜。但对于在慢性病基础上又复外感，或增新病，或出现危及生命的症状时，则应急治其标。

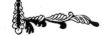

《金匮要略》云："夫病痼疾加以卒病，首当治其卒病，后乃治其痼疾也。"《素问·标本病传论》曰："小大不利，治其标。"王老临证曾遇一久病罹患多种疾病的患者，病情危重，精神萎靡，面色晦暗，肌肤消瘦，筋骨溃颓，近数日不能进食。遵急则治标的原则，王老运用虚劳先须调脾胃后调营卫补其虚之治疗大法，先调脾胃，投开胃进食之药 3 剂，即收能食而神旺气复之效。

四、治法拟定方宜守，切忌朝暮易辙

在慢性病治疗过程中，只要抓住病机，辨证准确，拟定治法方药后就要耐心观察。因慢性病治疗取效缓，不能急于求成。因其脏腑已虚，机体衰败，须缓缓图之，以利康复。在初治有微效的情况下，不宜朝暮易辙。《医学心悟》曰："药即相宜病自除，朝夕更医也不必。"此话很有道理。因为机体的恢复、脏腑转机均需要有一定过程，况且病衰已久，岂能一时即复。当然，施治无效亦不能拘泥固执，应深入探讨不效原因，方可另图。

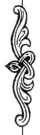

五、宜调阴阳，平虚实，忌孟浪攻补

各种慢性病非一朝一夕所得，因此，亦决非一汤一药所能治愈。如果孟浪攻补，急于求功，必反添周折，劳而无功，故宜缓图，不宜速胜。

患者久病，机体正气多虚，然而也有虚中夹实者，欲攻其实，则必攻中兼以扶正，使邪去而不伤正。如需培补，也应佐以疏通之品，使补而不滞，滋而不腻。有热者不宜纯用苦寒；除湿不宜过燥，理气不宜耗气。试观历代医家方药，自得其典。如《伤寒论》中的附子泻心汤，乃寒加热药以维

其阳。金元四大家之一李东垣的升阳益胃汤，除湿而不伤津液。又如木香疏气饮，理气方中以四君子为首药，意在理气而不耗气。清·王清任立论，言人体气易虚，血易瘀，可谓真识卓见。以上方药为后世临床用药指明准则。然而临证中要视证而权衡用药之宜轻、宜重、宜缓、宜急。不能过于孟浪，定有益而无害。

六、宜因时、因人制宜，忌只见树不见林

在用药法则上，还须掌握天气寒温、体质差异及七情六欲等因素的影响，反之亦难取效。《素问·疏五过论》曰："圣人治病，必知天地阴阳，四时经纪。"《素问·气交变大论》曰："上知天文，下知地理，中知人事。"首先在天时方面，人与天地相参，与日月相当。因此治疗慢性病应根据发病季节、气候之不同而确定治则，慎重选药。"春夏养阴，秋冬养阳"，即春夏之季阳气升发，机体腠理开泄，即使感受风寒，亦不宜过用辛温发散之品，以免耗伤阴液；秋冬季节阴盛阳衰，机体腠理固密，阳气藏于内，若是大热，也宜慎用寒凉之品，以防苦寒伤阳。遵经不违其时，再论体质与环境有不同，则治疗方法亦须商榷。人的体质有强弱，性情有刚柔，筋骨有疏脆，肢体有劳逸，年力有老少，奉养有膏粱藜藿之殊，心境有忧劳苦乐之别，受病又有浅深之异。因此治疗又应因人制宜。小儿生机旺盛，气血未充，脏腑娇嫩，治疗忌用峻剂，慎用补剂；老人机能减退，多为虚证，或正虚邪实，宜补为主，邪实须攻也宜慎重。总之，强者或初病多实，弱者及久病多虚，均宜斟酌。最后，调畅情志方面在医疗中亦属重要一环。情志为害乃发病之源。《内经》云："怒则气上，恐则气下，悲则气消，思则气结，劳则气

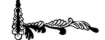

耗，惊则气乱，喜则气缓。"七情为病，在慢性病中临床较为多见，亦有因久病不愈，心中苦闷，顾虑重重，甚则悲观者。因此，调畅情志尤为重要，要针对其发病之源，循循善诱，消除顾虑，耐心诚恳，详告服药及摄生方法，使患者树立起战胜疾病的信心，配合药疗，共收良效。

扶正祛邪临床运用一得

扶正祛邪是中医基本治疗原则，但先扶正或先祛邪，扶正祛邪孰轻孰重，尚应视病情、病位不同而异。王老在临证治疗中擅长以扶正为主立论，以三焦分治为常规，其治则强调以扶正为主，祛邪为辅。其根据《内经》云："邪之所凑，其气必虚；正气存内，邪不可干"的道理。往往以扶正为主或扶正祛邪兼用。但是，同以扶正为主可因病位不同而选方各异。具体运用可将头、胸、上肢、心、肺划为上焦；脾胃则为中焦；肝、肾、腰、下肢划为下焦。其分治常规：上焦病治以补中益气汤为主，中焦病治以香砂六君子汤或归脾汤为主，下焦病治以六味地黄丸或八味地黄丸（汤）为主。再针对病邪的不同，佐以祛邪之品。依此学者有规律可循，临证运用得当，疗效可靠。

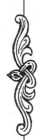

一、上焦病同是扶正，但病情不同治疗也异

治疗上焦病可以补中益气汤扶正，但针对病邪的不同，治疗也相应有所不同，此乃同中有异、机动灵活之法。

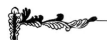

1. 治疗久治不愈的头痛

王老认为头居上焦，风伤于上，久病不愈，此是上焦经气不足，风邪乘虚内羁所致。故以补中益气汤合川芎茶调散治之。从实践中证明补中益气汤有补益上焦经气不足的扶正作用，配合川芎茶调散以祛风邪为辅，对顽固性头痛疗效卓著。

2. 治陈旧性的上肢损伤，肿痛经久不愈

王老认为病久多虚，此是上焦经气偏虚，血瘀气滞留连不去所致。治以补中益气汤加桂枝、乳香、没药。仍以补中益气汤扶正，针对上肢伤痛，外加乳没活血化瘀，桂枝通行手臂，达到理伤复损的目的。

3. 治胸痹心痛

王老认为心居上焦，胸痹心痛是上焦经气不足、心阳不振之证，治以补中益气汤合桂枝汤加瓜蒌、郁金。仍以扶正为主，以补中益气汤补上焦经气，合桂枝汤宣通心阳，用瓜蒌、郁金宽胸理气，散瘀滞之邪。经过这样的辨证论治才能使上焦心气充实，心阳得以宣通，此即是扶正为主。外加开胸散瘀，使瘀滞得消，即是祛邪为辅。如此扶正祛邪结合才能使胸痹心痛之顽症治愈。

总之，头、胸、上肢、心、肺都属上焦，病久均可以补中益气汤扶正为主，补上焦经气，然后因证酌加祛邪之品为辅，二者相辅相成，其功效更为显著。

二、中焦病补脾胃、调气机，扶正祛邪

临床上脾胃病较多，例如胃脘痛，王老认为脾胃居中焦，主水谷受纳运化之功能，如中焦受损，久病脾胃虚弱正气偏衰则须扶正。但由于脾胃升降失常，气机不利，积滞自

生则又需祛邪。故以香砂六君子汤加沉香、焦三仙、鸡内金治之。以香砂六君子汤调补脾胃，使中焦正气得复以扶正，佐沉香、焦三仙、内金消积导滞以祛邪，这样脾胃强健，中焦和畅，气血旺盛，久病亦可消除。当然，如果中焦病久，不能受气取汁，气血化生无源时，王老常用归脾汤以补气养血，先要扶正为主。

三、下焦病侧重补肝肾以扶正，佐以祛邪

肝主筋，肾主骨生髓，肝肾同病，虚多实少，尤其久痹顽症，更应补肝肾以扶正，例如治周痹，腰及下肢痛，属痹证范畴，通常以祛邪除湿散寒为治则，治以三痹汤等，但疗效平平。王老认为，本证虽有风寒湿外因，但不可忽视人体的正气。正如《灵枢·百病始生》云："风雨寒热，不得虚，邪不能独伤人，卒然逢疾风暴雨而不病者，盖无虚，故邪不能独伤人。"此即是从一个侧面强调了扶正，故王老强调本病重在补肝肾、强筋骨以扶正，治以八味地黄丸加杜仲、牛膝、乳香、没药通经止痛以祛邪，从而达到扶正祛邪、标本兼顾的目的。如有热者则将八味丸改为六味地黄丸（汤），使药证相符。

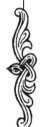

小柴胡汤临床妙用

小柴胡汤是汉代名医张仲景为治伤寒少阳证而立之方。历代医家对其诠释较多，但共同的观点即认为该方的主要功效是和解少阳、扶正祛邪。现代临床被广泛应用于多种热

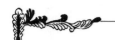

病，加减应用疗效甚著。

剖析小柴胡汤，全方由七味药组成，其中柴胡为君，性微寒，味苦，入肝、胆经，善于解表清热、和解少阳、疏肝开郁，专治邪气潜伏少阳，又主肝胆气滞，心腹胃肠结气，饮食停积，邪热内郁，是推陈出新、行滞疏气解热之良药。黄芩味苦，性寒，入肺、胆、胃、大肠经，能清泻肺火，并治诸热黄疸，头痛目赤，与柴胡伍用能解郁化滞、清热除烦。半夏、生姜乃辛温之品，可降可散，能和胃降逆止呕，人参、大枣、甘草具甘温入脾胃经之共性，能扶正祛邪，并防寒凉伤及脾胃，先实其脾而固本。本方寒热并用，攻补兼施，既能疏利少阳气机，通达内外，又可调和上下升降，运行气血，故称之为和解之剂。该方加寒药以治热病，加热药以治寒疾；加理气药能开郁，加宣通药而畅三焦；其能贯通人体之上下，升清降浊，疏通内外，运行气血，宣上导下，是一张不寒不热、可应变加减的良方，现将临床常用加减变化归纳如下：

上 焦 病

1. 急性热病，其热持续不退有少阳证者，宜用小柴胡汤加生石膏 30～50g，双花 15～25g。

2. 少阳证兼恶逆、咳嗽及小儿百日咳，可用小柴胡汤加陈皮 20～25g，并加重大枣用量。

3. 治重症感冒或宿有喘症，因外感诱发者，可用小柴胡汤加葛根 15g，桂枝 10g，白芍 15g，杏仁 15g。

4. 治疗悬饮（胸膜炎），小柴胡汤加葶苈子 15g，杏仁 15g，泽泻 20g，丹皮 15g。

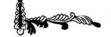

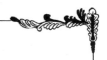

中 焦 病

1. 平素肝胃不和，湿热盛者，复感外邪致食少纳呆，恶心呕吐，或腹胀腹泻，寒热往来者，小柴胡汤合平胃散。

2. 胃脘痛（反流性胃炎），伴恶心返酸，口苦咽干，头晕，失眠健忘者，小柴胡汤合温胆汤治之。

3. 胁痛（胆囊炎），腹胀，食少纳呆，恶心口苦者，小柴胡汤加连翘10g，荷叶10g，香附15g，川楝子15g；胁痛重者，酌加元胡、五灵脂。

4. 治疗胁痛（肝炎）伴黄疸者，小柴胡汤合用茵陈蒿汤及五苓散；肝郁气滞明显者，加郁金15g，香附15g，木香15g，白芍20g；伴脾虚气血不足者，加黄芪30g，当归20g，白芍20g，白术15g；伴气滞血瘀者，加香附15g，郁金20g，丹参20g，五灵脂15g；伴瘀血内结者，加泽兰叶10g，蓼实15g，文术15g，丹参15g；伴肝肾阴虚者，加枸杞20g，首乌20g，黄精20g。

5. 治疗腹痛（胰腺炎），恶心呕吐，便溏者，小柴胡汤加连翘20g，麦芽15g，郁金15g，厚朴15g，延胡索15g，佩兰15g；湿热盛者，加玄参20g，茵陈30g。

下 焦 病

1. 治疗淋证（泌尿系感染），尿频，尿急，尿痛，小腹痛胀者，小柴胡汤加滑石30g，瞿麦20g，竹叶5g；伴腰痛、发热者，加桑白皮20g，茯苓20g，木通15g，生地20g。

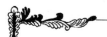

2. 治疗中壮年阳痿属于肝郁胆热者，小柴胡汤加当归20g，白芍20g，炮山甲15g，蜈蚣3条。

3. 治疗肝郁脾虚，湿邪内停之带下病，小柴胡汤合完带汤。

其 他 病

1. 偏头痛，伴头晕，口苦，夜眠欠佳，用小柴胡汤加菊花15g，胆草15g，竹茹10g。

2. 顽痹久治不愈，伴少阳证者，小柴胡汤加木通15g，萆薢15g，秦艽15g，豨莶草30g，当归20g，威灵仙20g。

遣药组方一得

王老行医60余年，认为组方遣药贵在辨证准确，吃透病机，不必顾虑药味多少、处方大小，只求理、法、方、药相合。病在一脏一腑，病机简单，用药宜精而专。1968年王老曾为一位某军区首长会诊，患者因乙肝住院治疗已近半年，未愈。四诊详参，不过肝郁气滞血瘀，处方以柴胡、丹参、郁金三味，坚持服用3个月而愈。病及全身，多脏受累，病机复杂者，就应该既抓住主要矛盾，君药突出，又兼顾整体，协调气血阴阳。3年前王老在某院会诊一肝硬化腹水病人，其兼有肝郁气滞血瘀，脾虚水湿内停，肾阴不足，气血亏虚，心神失养等多方面表现。王老主张在治疗上必须抓住肝郁脾虚这一病机演变的核心环节，给予疏肝理气活

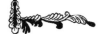

血、健脾利湿化浊之方药，同时不能忽视兼证的治疗。对此，王老称之为"大兵团围攻会战"。

然而，不论药多药少，方大方小，均应遵循君、臣、佐、使的组方原则，条理清晰，君药可以是单味药，也可以选一组药或一个成方，臣、佐、使亦然。其四者如同帝、王、将、相，相互辅助，又相互制约，协同作用，才能获得好的效果。过分强调主药或用药不分主次皆不可取。

经方成于千百年前，经历代医家验证，流传至今，只要认证准确，疗效多佳。然而，现代文明的进步可谓日新月异，生活节奏加快，精神压力加重，肥甘醇酒不节，七情六欲放纵，致使疾病变化复杂多端。因此，选用经方亦应根据病情随证加减，切不可拘泥于一证一方。并且，在用药的同时配合情志调节，其效更佳。

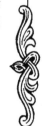

杂谈理法方药

中医有两大特色，一个是整体观念，一个是辨证论治。其运用到临床，又概括为理法方药。理讲的是疾病发生的病因病机；法是遣方用药的原则。不明理法，方药自然不能切中疾病的要害；即使理明法正，方药不能合理组合，也难获全效。故古人有"用药如用兵"，今人有"用药如烹调"之论。然而，"用兵""烹调"虽有成法可依，临阵、入厨仍有胜负高低之分，究其原因，是"用兵""烹调"的人不能抓住理的纲要，法的精髓，方的核心，药的特性。

王老认为临证诊治理法为先，理法二字，书上讲得清楚，理解起来也容易，无非是病因病机，气血、六经、脏腑、八纲，汗、和、下、消、吐、清、温、补，但运用到具体病人却复杂得多。如鼓胀病人一般既有肝脾肾不足的正虚，又有气机郁滞、水湿内停、瘀血内结的邪实，其理何在？其法何依？如果面面俱到，方药不专，必难奏效。因此，谈理必须理清疾病的来龙去脉，明辨病因病机，抓住主要矛盾；论法也必须针对主要矛盾，主要矛盾解决了，次要矛盾也就迎刃而解了。

一味山楂保健康

山楂性微温，味甘酸，入脾、胃、肝经，具有消食健胃、活血化瘀之功效，又善消积化痰，临床对各脏腑均可辨证选用。

1. 消食健胃

山楂善消肉食积滞，配合鸡内金、神曲、麦芽、炒槟榔、莱菔子等同用，疗效更佳。对于积滞日久，脾虚生痰，中焦气机受遏，变生积聚者，亦可取本品消积化痰之功效，伍用白术、枳实、陈皮、半夏、神曲、麦芽、莪术、桃仁等治疗。

2. 活血化瘀

山楂入血分，既能行气又能活血，对于妇女产后小腹瘀血疼痛，恶露不尽者，可配合桃仁、红花、炮姜、川芎、当归等同用。对于瘀血阻络之胸痹，用本药合用血府逐瘀汤，活血通络止痛效果更佳。对于肝郁气滞血瘀日久不愈所致之

216

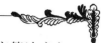

症积，以山楂伍用泽兰、丹参、文术、木香、蓼实等治疗亦获良效。

山楂生用开胃消食，平日少量服用能增进食欲，促进消化，扶助正气；其活血化瘀之效可疏通经脉，服用得当，尚可延年益寿。山楂炒焦服用重在消食导滞，对不慎过食酒肉，胃脘不适者，及时服之亦保平安。山楂既能消食，又能止泻，对于饮食不节，食积腹泻，坚持服之可获奇效。可见山楂是有病治病、无病扶正的良药。

清热利湿排脓之圣药薏苡仁

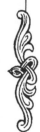

薏苡仁，简称苡仁或苡米。其性微寒，其味苦淡；入脾、胃、肺、大肠经；生用有利水渗湿、清热排脓、舒筋缓急之力，炒用具健脾止泻之功。

临床用以利水渗湿，常与茯苓、猪苓、车前子、泽泻等配伍以治疗水肿、小便不利；与防己、木瓜、五加皮等配伍，以治疗足膝肿痛。用以舒筋缓急，常与赤芍、当归、防己、独活、羌活、海桐皮等配伍，治疗风湿痹痛，筋脉拘挛，肢体屈伸不利；与伸筋草、透骨草、炮山甲、川断、木瓜、桃仁等配伍则治久痹不愈，筋脉拘挛，关节变形。用以健脾止泻则常与白术、山药、扁豆、芡实等伍用，专治脾虚泄泻。用以清热排脓，常与冬瓜仁、桃仁、桔梗、芦根、双花等配伍，治疗肺痈；与当归、生地榆、公英、苦参等伍用治疗胃痈；与丹皮、桃仁、冬瓜仁、大黄、鱼腥草等配伍，治疗肠痈；与黄芩、栀子、冬葵子、龙胆草等伍用治疗肝痛。由于薏苡仁既能清热利湿，又善排脓，对于各种脓肿后期包裹发热不明显者，单用即可奏效。王老在鞍山行医时曾治一肝脓肿后期患者，因家境贫寒，住不起院，求治于中医，王老让他每天三餐各用薏苡仁60g煮粥代食，服用1个月后复查，脓肿消失。又治一肺脓肿后期病人。用芦根30g纱布包裹，与薏苡仁50g煮粥代食，未足一月而愈。可见薏苡仁治疗脓肿之奇效，不愧为清热利湿排脓之圣药。

枳椇子趣闻妙用

枳椇子，载于《新修本草》，又名金钩子、鸡距子、拐枣。为鼠李科植物枳椇的果实。生长于广东、湖北、江浙等地。性平，味苦，入心、脾经，善解酒毒，有通利二便、平肝熄风的功效。传说，药王孙思邈采药路过一农庄，主人拿出经年窖酒款待药王，其酒入口清淡如水，主客皆惊。药王离席察看房周，见一枳椇长于庭中，心中释然，此乃枳椇花香侵入酒中所致，故有"园中生枳椇，家中无醉人"之说。感悟于此，运用枳椇子治疗饮酒宿醉，屡获良效。并由此进一步以枳椇子为主组方，治疗酒精性肝病，疗效亦佳。对酒精性肝硬化用枳椇子配丹参、泽兰叶、泽泻、佩兰、蓼实、文术等药常可达到缓解病情、改善肝功能的目的。并以枳椇子煮水代茶常饮，既可解酒，又能促进代谢，增进健康。

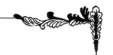

一生三态话僵蚕

僵蚕又名白僵蚕，出自《神农本草经》。为蚕蛾科昆虫家蚕蛾的幼虫因感染白僵菌而致死的干燥全体。其性平，味辛、咸。具有祛风解痉、化痰散结的功效。

历代医家用其配伍全蝎、娱蚣、胆南星、钩藤、天竺黄、蝉衣、焦三仙等治疗小儿抽搐，惊痫夜啼；伍用天麻、钩藤、菊花、白芍等治疗头痛、眩晕；配以射干、山豆根、元参、浙贝、牛蒡子、马勃、青黛等治疗瘰疬、疰腮、乳蛾；与娱蚣、全蝎、白芷、白附子合用治疗中风面瘫等均有良效。近年来，临床医家取其熄风解痉的功效，用于高热抽搐、哮喘等亦屡用屡验。王老在认真研究古今医家论述、验案的同时，对僵蚕的药源进一步探讨。蚕蛾一生三态，其中蚕为幼虫，经蛹至蛾变为成虫；三态中唯蚕食桑柞之叶为生，蛹、蛾俱不食不饮，生生不息；为蚕其体虽僵，其尸不腐，表现出顽强的生命力和抗腐蚀性。由此，王老将僵蚕用于许多顽固性机能衰退性疾病，均取得满意疗效。如：用僵蚕 20g 配伍赤芍 20g，王不留行 10g，穿山龙 20g，地龙 15g，桃仁 15g，豨莶草 20g，海桐皮 20g，秦艽 20g，牛膝 20g，羌活 15g，独活 15g，川芎 20g，黄芪 30g，当归 20g，五灵脂 15g，治疗痹证（类风湿性关节炎）关节肿胀僵硬，活动不利，随症加减，疗效颇佳。而用其合黄芪桂枝五物汤加味治疗痿证，亦获良效。1997 年，王老用白僵蚕 10g 研末冲服，

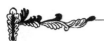

配用大黄䗪虫丸，治疗经久不愈的硬皮病患者，连服 3 个月，皮肤逐渐变软，半年后竟奇迹般痊愈了。在临床中运用僵蚕治疗顽症的病例还有许多，这里就不一一列举了，王老常说：研究中药不仅要学书上记载的药性功效，还要了解其生态变化，这对探索药物新功能很有帮助。

升散趋下论蝉衣

蝉衣又名蝉退、蝉蜕。为蝉科昆虫黑蚱或同属蝉类羽化后的蝉壳。其味苦、咸，性凉。入肺、肝经。有散风热、宣肺、定痉的功效。历代医家用其治疗外感发热、小儿麻疹、目睛云翳、小儿惊风、夜啼等。

王老深谙蝉的生活习性，蝉承天露而生，即蝉的一生不吃食物，仅靠饮用露水维持生命，其质轻，故长于升散向上，其性如晨露而趋下，其中空外实，故长于达表。根据这些特性，结合药典记载的功效，常将其用于以下疾病。

1. 水肿

水肿初起，多兼表证，其风邪束表和水湿内停的病机恰与蝉衣具有的解表、利湿的功效相合，由于其性凉，故常与桂枝伍用，酌加白术、茯苓皮、姜皮等药，屡获良效。

2. 鼓胀

鼓胀晚期，腹水浮肿难消者，以五皮饮加杏仁、葶苈子、蝉衣，常可取得意想不到的佳效。王老说：五皮饮清在表之水，葶苈子泻在里之水，杏仁宣肺通调水道以助利水，而蝉衣独入肝经，且能升散达表，趋下利水，诸药伍用岂能

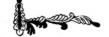

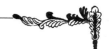

无效。

3. 治疗各种外感疾病

王老治疗外感病喜用蝉衣。如外感风寒伍用辛温解表药，风热感冒配以辛凉解表药。风疹、麻疹多配以牛蒡子、荷叶、防风、荆芥、浮萍。对于湿疹等，多配伍蛇床子、白鲜皮、露蜂房等。

4. 目睛云翳

适用于火热上攻，目赤头昏，目生云翳之证。常与菊花、草决明、蔓荆子、桑叶、木贼草同用。

5. 高热抽搐

外感病高热抽搐或小儿惊风抽搐，可配伍羚羊角（水牛角代）、全蝎、蜈蚣、钩藤、僵蚕、地龙等。

在临床运用中应注意，对正气虚衰者需佐以扶正药；因其趋下特性，孕妇一般慎用。

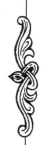

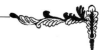

王文彦，1913 年 3 月 5 日出生于河北省饶阳县一中医世家。

1920～1926 年：在河北省饶阳县一家私塾学习，其对古汉语尤为偏爱，12 岁时就能流畅背诵老子《道德经》、庄子《逍遥游》。学习闲暇时，到父亲药店帮忙，没有病人时即阅读医典，对中医学产生了浓厚兴趣。

1927～1930 年：结束私塾学习，正式跟随父亲学习中医。在此期间，他熟读四大经典、《傅青主女科》《小儿药证直诀》，以及明、清名医医案，并深得父亲真传。1929～1930 年离家跟随河北名医蔡嘉禾学徒。由于他为人谦恭，勤奋好学，蔡老将其平生所学倾囊相授。

1931～1935 年：学业有成后，只身来到北国名城辽阳，在一家药店——保和堂当坐堂医生。当时由于经济困难，小儿病居多，他潜心研究儿科病，很快就远近驰名，每天患者盈门。他不论多忙多累，也要把所有患者看完才休息。

　　1936～1958 年：一次，王老到鞍山春霖堂会诊，药店老板邀请他到春霖堂行医，由于当地矿工多，风湿病、肝病盛行，王老欣然应允。经过几年的实践和不断研究，对风湿病及肝病的诊断、辨证治疗可谓得心应手，很快成为盛誉辽宁、驰名东北的名医。

　　1958～1972 年：1958 年 8 月辽宁中医学院建校，王老因其医术精湛和中医理论渊博被选入辽宁中医学院参与编写第一批学员用的《中医内科学》《金匮要略讲义》《伤寒论讲义》，其后留校执教。先后讲授《中医内科学》《金匮要略》《伤寒论》等课程，并带领学员到基层医院指导医疗实践。14 年中，王老参与编写各类中医教材 8 部，撰写论文24 篇。

　　1973～1978 年：1973 年，王老已到退休年龄，由于其无可替代的学术水平和临床经验，学院挽留其教授高年级学员的临床课及指导临床实践，同时附属医院请其每周 3 次出诊看病、会诊。这对年逾花甲的老人来说，担子确实不轻，但王老欣然接受领导安排，并且，不论教书育人还是治病救人，总是那么认真执着。

　　1979～1989 年：1979 年秋天，王老由于健康原因，不再承担学院教学任务，但每周 3 个半天的临床出诊还是坚持风雨不误。由于闲暇时间多了，每次出诊回来，总是把临床中的疑难病例提出来重新斟酌研究，把共性的问题总结归纳书写成文，作为给学员作专题讲座的题目或发表于学术刊物，在此过程中，他的学术思想和风格也日臻成熟。

　　1990 年至今：由于王老对中医事业发展所做的卓越贡献，1990 年被国务院批准享受政府特殊津贴，并被国家人事部、劳动部、卫生部联名授予首批全国 500 位名老中医称

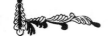

号，成为高徒学艺的导师。此时，年逾八十的王老除每周 3
次出诊外，还经常与弟子们研究、探讨中医继承与发展的大
事，将其平生所学毫无保留地传授给中医事业的继承人。